LA
CHLOROSE

LEÇONS PROFESSÉES EN FÉVRIER 1867

A L'HÔTEL-DIEU DE MARSEILLE

PAR

LE Dʳ AUGUSTIN FABRE

Professeur suppléant à l'École de Médecine,
Secrétaire Général de la Société Impériale de Médecine.
Membre du Conseil d'Hygiène et de Salubrité,
Ancien interne des Hôpitaux de Paris,

Et recueillies

Par M. SUZINI

Interne des Hôpitaux de Marseille.

PARIS

ADRIEN DELAHAYE, LIBRAIRE-ÉDITEUR,

Place de l'École-de-Médecine.

—

1867

LA CHLOROSE

MARSEILLE. — TYP. ARNAUD, CAYER ET Cie, R. St-FERRÉOL, 57.

LA

CHLOROSE

LEÇONS PROFESSÉES EN FÉVRIER 1867

A L'HOTEL-DIEU DE MARSEILLE

PAR

LE Dr AUGUSTIN FABRE

Professeur suppléant à l'École de Médecine,
Secrétaire Général de la Société Impériale de Médecine,
Membre du Conseil d'Hygiène et de Salubrité,
Ancien interne des Hôpitaux de Paris,

Et recueillies

Par M. SUZINI

Interne des Hôpitaux de Marseille.

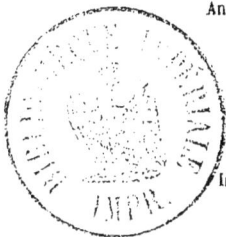

PARIS

ADRIEN DELAHAYE, LIBRAIRE-ÉDITEUR,

Place de l'École-de-Médecine.

1867

LA CHLOROSE

I

Messieurs,

Dans notre petite salle des femmes, la maladie prédominante est en ce moment la chlorose, dont nous avons au moins trois exemples bien caractérisés, aux numéros 2, 4 et 17, sur un total de 17 lits. C'est de la chlorose que je veux vous entretenir pendant quelques jours.

Nous devons nous occuper tout d'abord de définir et de limiter notre sujet, ce qui n'est pas chose très facile, comme vous allez le voir.

Qu'est-ce que la chlorose? — A cette question, je réponds :

La chlorose est une maladie, une maladie essentielle, c'est-à-dire indépendante de tout état morbide antérieur; qui se développe ordinairement chez les jeunes filles et les femmes nubiles ; qui a pour caractère anatomique une diminution notable dans les globules rouges du sang, pour caractères séméiotiques une pâleur particulière de la peau et une série de symptômes plus ou moins spéciaux du côté des voies circulatoires, des fonctions sexuelles et du système nerveux ; qui guérit enfin le plus souvent par un traitement ferrugineux ou par un séjour dans un lieu modérément élevé.

J'ajouterai que cette maladie, déjà entrevue par Hippocrate, a été observée de tout temps ; que les anciens en ont reconnu les signes rationnels, la cause principale et les meilleurs remèdes, notions auxquelles les modernes ont ajouté celle de sa lésion anatomique et des signes physiques qui lui correspondent.

Cette doctrine, telle que je viens de vous l'énoncer, est en contradiction formelle avec celle qui domine actuellement dans nos écoles ; je dois vous en avertir et vous montrer en même temps les bases sur lesquelles elle s'appuie.

En effet, Messieurs, pour la plupart des classiques, et des plus autorisés, tels que le professeur Grisolle , la chlorose n'est qu'une variété de l'anémie, de l'anémie état morbide caractérisé par une diminution des éléments solides du sang, et qui peut se développer dans les conditions les plus diverses et à la suite d'une foule de maladies.

On ajoute, et M. Bouillaud a pu énoncer la chose en 1859, dans un discours académique, sans être sérieusement contredit, on ajoute que la connaissance réelle de la chlorose appartient à notre siècle ; et c'est à peine si, éclairé par les recherches historiques qu'a faites en 1840 le Dr Hoëfer, on veut bien convenir que, dans le XVI⁰ siècle, elle avait été entrevue par Lange et signalée par Varandé, sous le nom qu'elle porte encore aujourd'hui.

Je veux donc essayer de vous démontrer deux propositions qui sont connexes : la première, que la chlorose et l'anémie sont deux états morbides différents ; la seconde, que la notion de la chlorose remonte à une époque reculée, et que l'école ancienne et l'école moderne ont, chacune de son côté, apportédes lumières à l'histoire de cette maladie. Ces deux points établis, et le sujet bien limité, nous entreprendrons ensuite l'étude clinique de la chlorose, étude pleine de faits intéressants et de détails curieux.

Je dis d'abord que la chlorose n'est pas l'anémie.

Elle en diffère par ses causes.

La chlorose, je vous l'ai déjà dit et je ne craindrai pas de le répéter à satiété, est une maladie primitive, essentielle, protopathique; elle se manifeste surtout chez les jeunes filles; elle n'existe que par exception chez l'homme; les vieillards des deux sexes en sont exempts.

L'anémie, au contraire, est une lésion toujours secondaire, qui provient soit de pertes sanguines, soit d'une nourriture insuffisante ou de digestions difficiles, et qui se manifeste comme conséquence de toutes les maladies qui appauvrissent l'organisme; elle n'est donc jamais indépendante; toujours elle est liée, dans son évolution, à la maladie qui l'a produite. De plus, elle se manifeste indifféremment à tous les âges et dans les deux sexes.

Pour mieux graver dans votre esprit l'immense différence étiologique qui sépare ces deux états, et d'où résulte une différence immense dans leur évolution, je ne craindrai pas d'employer une comparaison hardie et de dire: La chlorose est une femme libre, qui ne marche qu'au gré de ses impulsions personnelles, qui n'obéit qu'à ses volontés ou à ses caprices; l'anémie est une femme esclave, privée de toute indépendance et de toute spontanéité, instrument docile des volontés d'autrui.

Voilà pour les causes. Passons aux lésions.

La lésion caractéristique de la chlorose, c'est l'aglobulie, c'est la diminution notable des globules rouges du sang, qui, de 127, proportion normale chez la femme, peuvent descendre à 30 ou à 40. La diminution porte exclusivement ou presque exclusivement sur les globules; la proportion d'albumine n'est pas sensiblement altérée. Dans l'anémie, la diminution des globules n'est pas considérable et surtout n'est pas exclusive; l'altération porte à la fois sur tous les éléments solides du sang. Cette différence est capitale, essentielle, caractéristique, et, si elle n'entraîne pas la conviction de tous nos anatomo-pathologistes français, en revanche elle satisfait pleinement les allemands, tels que Niemeyer et Vogel, c'est-à-dire les anatomo-pathologistes les plus minutieux, les plus rigoureux de notre époque.

Au point de vue séméiotique, l'anémie et la chlorose ont plusieurs caractères communs, ce qui se conçoit, ce qui doit être, puisque, dans l'anémie, il y a toujours un certain degré d'aglobulie. Ces symptômes communs sont : la dyspepsie, qui provient de ce que le sang, pauvre en éléments utiles, fournit peu de matériaux aux glandes de l'estomac pour former le suc gastrique ; l'essoufflement, les palpitations du cœur, certains bruits de souffle cardiaques et vasculaires qui tiennent à des conditions analogues dans les deux maladies. Mais les souffles vasculaires sont bien plus fréquents dans la chlorose. Allez dans notre salle des hommes ; vous en trouverez beaucoup que des cachexies diverses auront rendus profondément anémiques ; recherchez sur eux les bruits de souffle, et, en dehors de quelques bruits intermittents simples, vous n'en entendrez guère ; tandis qu'il est rare que, chez une chlorotique, on ne rencontre pas, à un moment ou à un autre, des murmures vasculaires prolongés ou continus. Parmi ces bruits, il en est un, le bruit musical, que je ne vous donnerai pas comme pathognomonique de la chlorose, puisqu'on le rencontre parfois aussi dans l'hystérie et l'hypocondrie ; mais jusqu'ici je n'ai pas encore réussi à le trouver chez des sujets purement anémiques. Certains troubles menstruels, l'aménorrhée et peut-être la métrorrhagie, peuvent, par exception, provenir d'une anémie profonde ; la chlorose les produit presque nécessairement, et une chlorose légère suffit pour les déterminer. La dysménorrhée est une conséquence fréquente de la chlorose ; l'anémie ne la provoque jamais. Les congestions sont communes dans la chlorose, elles manquent dans l'anémie. Des troubles nerveux peuvent exister dans les deux affections, mais ils appartiennent plutôt à la chlorose. La gastralgie, les caprices de l'appétit ou le pica de l'estomac, certaines bizarreries de caractère qui sont comme le pica de l'intelli-

gence, la toux incessante qui résiste aux moyens pharmaceutiques et guérit par le changement d'air, la couleur cire blanche
vieillie, sans la moindre bouffissure du visage, l'embonpoint chez
des sujets qui ne mangent pas, voilà des symptômes qui appartiennent à la chlorose et que ne saurait produire l'anémie. Ainsi
donc, au point de vue séméiotique, une analyse attentive doit
indiquer ce que ces deux états morbides ont de commun, mais
elle parvient aussi à reconnaître ce que l'un d'eux, la chlorose,
offre de spécial.

Au point de vue du traitement, enfin, la différence est encore
plus grande. On traite la chlorose, on ne traite pas l'anémie,
mais bien la maladie dont elle est la conséquence. Dans le traitement de la chlorose, nous avons un remède excellent, le changement d'air ; un bon remède, le fer ; un remède assez bon,
l'hydrothérapie, et un remède médiocre, l'alimentation substantielle.

A quelque traitement qu'on ait recours, la marche de l'anémie dépend uniquement de la maladie dont elle provient. Qu'un
sujet soit profondement anémique, mais que son anémie ait été
causée par une perte sanguine accidentelle, au bout de très peu
de temps, par un bon régime, il sera guéri ; exemple : le jeune
homme dont parle M. Andral, que des hémorrhagies abondantes
avaient réduit au dernier degré de l'anémie, et dont le sang, au
bout de 14 jours, avait reconquis ses qualités normales. Que
l'anémie soit, au contraire, liée à une cachexie ou à une maladie
chronique de l'estomac, le fer et l'alimentation seront pour elle
des palliatifs impuissants.

Par ce parrallèle, je crois vous avoir suffisamment démontré
qu'on aurait tort de considérer la chlorose et l'anémie comme
identiques ; la chlorose est un état primitif, essentiel, une maladie ; l'anémie est un état consécutif, une lésion commune à
une foule de maladies.

Je vais maintenant, et cette tâche me sera plus facile encore,
vous prouver que ce serait une erreur de croire que la connais

sance de la chlorose date de notre siècle, c'est-à-dire des belles recherches sthétoscopiques de M. Bouillaud et des magnifiques études hématologiques de M. Andral.

L'histoire de la chlorose doit être divisée en deux périodes, la période ancienne et la période moderne. Dans la première, les médecins recueillent divers faits d'observation ; puis ils groupent ces faits dans une description générale, et finissent par reconnaître les principales causes, les symptômes rationnels et le traitement curatif de la maladie. Dans la période moderne, on découvre la lésion caractéristique de la chlorose et les signes d'auscultation qui la révèlent ; mais on oublie ou l'on néglige les autres éléments du problème, tels que les anciens les avaient recueillis, et l'on tombe, par suite, dans cette confusion déplorable que je vous ai signalée entre la chlorose et l'anémie.

Le rôle de la médecine actuelle doit être d'utiliser à la fois les observations des anciens et les découvertes des modernes. En médecine, Messieurs, le véritable progrès n'est ni révolutionnaire ni réactionnaire ; il est conciliateur ; il unit le présent au passé pour préparer l'avenir.

Les auteurs hippocratiques ont observé la chlorose. Le Dr Potain a eu la patience de relever, dans les *Prénotions coaques*, dans les *Prorrhétiques*, dans le *Traité des vents* et dans d'autres œuvres de la même époque, divers passages où se trouvent indiqués les principaux symptômes de cette maladie : le pica, la coloration blanc jaunâtre de la peau, l'essoufflement pendant la marche, le sentiment de lassitude générale ; il n'y a qu'un symptôme qui paraisse ne pas avoir été signalé par ces médecins ; aucun d'eux n'a parlé des palpitations cardiaques. Ce sont là, d'ailleurs, des observations éparses et qui n'ont nullement été groupées pour former une description dogmatique. Les auteurs hippocratiques connaissaient aussi le remède de la chlorose, le fer, qu'ils employaient pour rendre les femmes fécondes, mais dont il n'ont pas nettement formulé l'application spéciale à la maladie qui nous occupe.

Dans Galien, dans Paul d'Egine, dans Cœlius Aurelianus, on trouve quelques traits épars de la description de la chlorose, mais ces traits sont perdus dans le tableau général de la cachexie. Cependant, ces auteurs avaient vu la chlorose et la connaissaient ; ce qui le prouve mieux que leurs descriptions, c'est la colère de Galien, colère digne d'un praticien jaloux, contre l'expression de fièvre blanche, par laquelle le grec Archigène désignait cette maladie. D'ailleurs, sur ce point, l'autorité de Galien a subi un échec, et le nom de *febris alba virginum*, employé à plusieurs reprises dans les siècles suivants, est parvenu jusqu'à nous.

La première esquisse dogmatique qui ait été tracée de la chlorose remonte à l'année 1520, et appartient à Lange, qui appela cette affection *morbus virgineus*. Vers 1600, Varandé, de Montpellier, dans son *Traité des maladies des femmes*, décrit la chlorose sous le nom qu'elle porte encore aujourd'hui ; ce nom est emprunté par lui à Hippocrate, qui s'en servait pour désigner indistinctement tous les gens pâles. Les principaux symptômes et la principale cause de la maladie étaient dès lors connus. Il restait à en trouver le remède.

Vers 1660, Sydenham et son digne rival Morton, décrivent, l'un et l'autre, la chlorose, et, parmi ses symptômes, l'Hippocrate anglais signale clairement les palpitations du cœur, qui avaient échappé à l'Hippocrate grec, tandis que Morton, qui m'a paru connaître encore plus à fond son sujet, a mieux étudié les troubles menstruels et les phénomènes nerveux ; tous les deux ont plus ou moins de tendance à confondre la chlorose avec l'hystérie ; mais tous les deux recommandent, pour la combattre, les préparations ferrugineuses, la médication chalybée.

Dès ce moment, les anciens avaient fait tout ce qu'il leur était possible de faire dans l'étude de cette maladie ; ils en avaient découvert la grande condition étiologique, les signes rationnels et le meilleur remède. Les auteurs qui ont suivi Sydenham et Morton, en parcourant la même voie, ne pouvaient que glaner çà et là quelques détails nouveaux ; c'est ainsi qu'ils sont parvenus à rendre de plus en plus exacs et complètes leurs descriptions, parmi lesquelles on remarque surtout celle de Fréd. Hoffmann.

La période moderne, l'ère de l'étude des lésions et de leurs signes physiques, a eu pour précurseur Alberti. Une thèse, soutenue sous sa présidence, en 1732, avait pour titre *De l'anémie*; c'était la mise en relief d'un fait qui avait frappé le professeur et son élève, à savoir que, sur quelques cadavres, on remarque une pâleur notable dans les tissus et une quantité minime de sang dans les vaisseaux. Mais Alberti n'a pas plus inventé le terme d'anémie que Varandé n'a créé celui de chlorose ; on le rencontre en effet çà et là, dans les œuvres hippocratiques, pour désigner tantôt des individus d'apparence chétive, tantôt des parties exsangues. En 1759, Lieutaud, une illustration médicale issue de notre Provence, se servait, dans son *Traité d'anatomie pathologique*, du mot anémie pour désigner les cas précisément analogues à ceux qu'avait observés Alberti.

En 1770, Astruc, et surtout en 1777, Cullen, attribuaient la chlorose à un défaut des globules du sang; mais leur opinion reposait sur des vues de l'esprit plutôt que sur des données positives ; à MM. Andral et Gavarret était réservée la gloire d'établir sur des données expérimentales et sur des observations concluantes ce grand fait que la chlorose a pour lésion une diminution des globules sanguins. C'était un immense progrès, et cependant ce fut le point de départ d'une grosse erreur. La doctrine qui veut que la lésion constatée dans une maladie soit la cause nécessaire de tous ses symptômes, et qui confond la lésion avec la maladie elle-même, étant celle qui, depuis cette époque, domine les esprits, on devait, comme l'ont fait récemment encore deux des représentants les plus autorisés de l'Ecole de Paris, substituer, dans l'étude de la chlorose, les données de l'hématologie à celles de la clinique, et oublier sa personnalité pathologique pour la ranger dans ce groupe de lésions qu'on nomme des anémies.

Cependant Laënnec venait de s'immortaliser par la découverte de l'auscultation. Les murmures vasculaires n'échappaient pas à son observation ingénieuse ; il entendait les bruits musicaux et les appelait sifflement modulé, sifflement musical, chant des artères ; mais il n'en saisissait pas la signification précise, et, frappé des phénomènes nerveux que présentaient les sujets chez lesquels il les constatait, il les attribuait uniquement à la contraction spasmodique des vaisseaux.

De son côté, M Bouillaud reconnut ces bruits chez des jeunes filles qu'on lui adressait comme étant atteintes de maladies du cœur ; il en fit le sujet d'un mémoire qui fut soumis, en 1834, à la Société d'émulation ; M. Bouillaud en constata la valeur clinique comme signes de chlorose, et ses expériences physiologiques le portèrent à les placer, ainsi que les bruits de souffle proprement dits, sous l'influence d'une diminution dans la densité du sang.

L'étude de ces signes physiques, produits, en grande partie du moins, par des causes physiques, devait nécessairement amener les esprits, qui n'y étaient que trop portés par les idées dominantes, à considérer d'une manière trop exclusive, dans la chlorose, la lésion, ses conditions matérielles, et partant ses points de contact avec les anémies.

Sous l'influence de la doctrine organicienne, c'est-à-dire de la théorie des localisateurs quand même, l'auscultation conduisait donc, comme l'hématologie, à ne voir dans la chlorose qu'une de ces lésions qu'on nomme des anémies, et à la faire ainsi déchoir du rang qu'en sa qualité de maladie essentielle, primitive, indépendante dans son évolution, douée d'une physionomie propre et comme d'une sorte de personnalité, elle doit légitimement occuper dans les cadres pathologiques.

Tout en profitant des précieuses découvertes de l'hématologie et de l'auscultation, nous devons protester contre cette espèce de déni de justice que l'on commet aujourd'hui à l'égard de la chlorose, et lui restituer la place spéciale qui lui appartient dans la nosologie.

Conservant notre indépendance vis à vis des maîtres de l'art antique comme en face de ceux qui prétendraient avoir le monopole du progrès moderne, notre rôle, à nous qui représentons la jeunesse et l'avenir, est d'utiliser les enseignements de la tradition médicale et les acquisitions de la science actuelle, en nous efforçant de combler les lacunes de la première et d'éviter les erreurs de la seconde. Voilà, Messieurs, dans quel esprit nous entreprendrons ensemble l'étude clinique de la chlorose.

II

Dans notre dernière réunion, nous avons abordé l'étude de la chlorose par l'examen de deux questions préliminaires. J'ai réfuté devant vous deux erreurs très-répandues et patronées par des hommes éminents : l'une consistant à croire que la chlorose et l'anémie sont les deux noms d'une même chose, l'autre que la découverte de la chlorose date de notre siècle. Aujourd'hui, nous allons entrer pleinement dans notre sujet en recherchant les causes de la maladie qui nous occupe.

Mais pourquoi commencer par l'étiologie? Je vais vous le dire, en vous indiquant une fois pour toutes la méthode qui me paraît la meilleure dans la description des maladies.

Dans la plupart des livres de notre époque, l'histoire des maladies n'est pas présentée d'une manière bien philosophique ou plutôt bien méthodique. On commence souvent par l'examen des lésions, qui sont précisément les derniers phénomènes que constate le médecin; on mêle souvent aussi les symptômes avec le diagnostic, comme si le diagnostic était fondé uniquement sur les symptômes et ne reposait pas en même temps sur les causes et sur la marche du mal.

Messieurs, l'examen d'un état morbide comprend quatre éléments; ce sont: les causes qui le produisent, les symptômes qui le révèlent, la marche qu'il suit et à laquelle se rattachent les accidents qui le compliquent, les lésions enfin, sur lesquelles il grave son cachet.

C'est sur l'étude successive de ces quatre éléments que doit reposer la description de toute maladie, qui, une fois qu'elle a été présentée sous son aspect le plus commun, doit être examinée, s'il y a lieu, dans ses diverses variétés, dans les différentes formes qu'elle peut revêtir.

La connaissance de ces quatre éléments, causes, symptômes, marche et lésions, doit amener le médecin à résoudre deux problèmes :

L'un, plus spécial au savant, est la recherche des liens qui unissent entre eux les causes, les symptômes et les lésions ; c'est la physiologie pathologique.

L'autre, plus spécial au praticien, se compose de trois questions :

Reconnaître la maladie quand elle se présente: c'est le diagnostic;

Prévoir sa durée et son issue : c'est le pronostic;

Indiquer les remèdes qui lui conviennent: c'est le traitement.

Examen des quatre éléments sur lesquels doit reposer l'étude d'une maladie, puis des deux ordres de problèmes qu'elle présente; telle est la méthode que je me propose d'appliquer à la description de la chlorose, et d'après laquelle je vais commencer par la recherche des causes ou l'étiologie.

Les causes qui favorisent le développement de la chlorose peuvent être rangées en quatre catégories : causes physiologiques, causes pathologiques, conditions d'hygiène physique, conditions d'hygiène morale.

La première influence physiologique est celle du sexe. La chlorose est aussi commune chez la femme qu'elle est rare chez l'homme, si tant est que, chez l'homme, elle soit bien démontrée. A ce sujet, je ne me prononce pas, mais je fais mes réserves. La question, à mon sens, n'a pas encore été sérieusement examinée; il faut des études longues et difficiles pour la traiter à fond. Jusqu'ici, je suis assez disposé à admettre le développement de la chlorose, au moment d'une croissance rapide, chez quelques garçons dans la deuxième enfance ou dans l'adolescence, qui présentent des phénomènes analogues à ceux qui s'étaient manifestés chez leurs sœurs très franchement chlorotiques. J'ai cru observer aussi, chez des jeunes gens et des hommes faits, un état qui se rapprocherait beaucoup, par l'altération du sang et les signes physiques qui la révèlent, de la chlorose essentielle des femmes, mais qui en différerait par les signes rationnels et par l'évolution ; cet état se développerait dans certaines conditions diathésiques. Mais, pour le moment, sur ces questions pleines de mystères, je ne veux vous dire que juste ce qu'il faut pour justifier mes réserves. Retenez donc seulement cette loi que la chlorose se déclare, sinon exclusivement, du moins ordinairement chez le sexe féminin.

Une seconde influence physiologique est celle de l'âge; mais si l'âge est ici cause apparente, la cause réelle c'est, comme l'a fait remarquer M. Sée, le développement de l'organisme entier, auquel vient s'ajouter le développement spécial de l'appareil sexuel et de la fonction menstruelle. La maladie qui nous occupe a une prédilection marquée pour les jeunes filles ; elles les affecte surtout au moment où, chez elles, la menstruation commence ou se prépare. Niemeyer a observé que la chlorose est rebelle chez les jeunes filles dont les règles apparaissent de bonne heure, sans développement des organes génitaux et des mamelles, sans le molimen et cet ensemble de signes qui, en général, accompagnent la ponte de l'ovule ; mais j'ai vu aussi se développer des chloroses intenses dans des cas où le molimen existait, où il y avait des douleurs aux seins, un sentiment de pesanteur dans le ventre et les lombes, et où cependant les règles n'apparaissaient pas.

C'est avant l'adolescence, dans l'enfance même, que la chlorose peut débuter, d'après les recherches de M. Nonat, basées surtout sur les résultats de l'auscultation ; à mon sens, pour admettre la chlorose, les signes d'auscultation ne suffisent pas ; mais il faut convenir qu'on rencontre quelquefois chez les enfants, au moment d'une croissance rapide, un état qui ne manque pas de ressemblance avec la chlorose.

Quand la vie menstruelle est établie et que la période de la croissance est terminée, la chlorose peut encore se déclarer ; mais elle est plus rare : c'est, je le crois du moins, la grande raison qui fait que cette maladie est moins commune chez la femme mariée que chez la jeune fille. La plupart des chloroses que l'on rencontre dans la seconde jeunesse s'étaient développées pendant l'adolescence.

La période où la menstruation cesse est peut-être, après l'époque où la menstruation s'établit, celle où la chlorose se manifeste le plus souvent ; elle peut persister jusqu'à ce que les seins se soient flétris, que l'utérus se racornisse, et que les signes de la vieillesse aient complètement remplacé ceux de l'âge nubile. C'est la chlorose d'involution de Canstatt, celle que MM. Trousseau et Pidoux ont appelée chlorose de retour. Elle est assez fréquente, c'est probable ; mais on doit prendre souvent pour elle des affections qui lui ressemblent par les signes extérieurs. Cet âge est celui où se développent souvent des affections cancéreuses, le cancer utérin par exemple, dont la coloration caractéristique, si manifeste chez notre n° 16 de la salle Sainte-Catherine, n'est pas sans quelque analogie avec celle de la chlorose. On prend quelquefois aussi, à cet âge, pour de la chlorose, des affections du cœur ; jusqu'à ce qu'apparaissent les phénomènes de la cachexie cardiaque, on attribue à un état chlorotique les bruits de souffle et les palpitations, quand le visage, au lieu d'être livide ou bouffi, offre de la pâleur et une coloration blanc jaunâtre : j'ai vu, il n'y a pas bien longtemps, une dame d'une cinquantaine d'années, chez qui la ma-

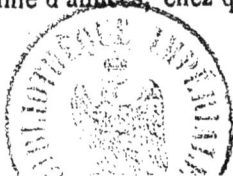

ladie du cœur fut, à cause de cette coloration du visage, longtemps prise pour une chlorose. Vous avez, au n° 6 de notre salle
des hommes, qui est porteur d'un rétrécissement nitral, un spé-
cimen incomplet de cette variété du facies cardiaque, variété
assez rare et qui a sans doute sa raison d'être dans les modifications que les troubles circulatoires apportent à la crase sanguine.
Mais ne perdons pas de vue notre sujet. En résumé, la chlorose
peut fort bien se déclarer au moment de la ménopause ; seulement, avant de l'admettre chez une malade, il faut un examen
très attentif.

J'arrive à une dernière condition physiologique. La grossesse
amène un changement dans la crase du sang. Ce changement
ressemble un peu à la chlorose, puisqu'il entraîne une diminution dans la proportion des globules, qui n'a été trouvée normale que 4 fois sur 68 cas observés par MM. Andral et Gavarret ;
il s'y joint aussi quelques symptômes nerveux, des caprices de
de l'estomac et des caprices de l'intelligence, qui rappellent
quelques phénomènes habituels chez les chlorotiques. Mais
l'aglobulie est faible dans la grossesse, puisque Becquerel a
trouvé que la proportion des globules rouges est de 111 au lieu
de 127 ; elle s'accompagne d'une augmentation très notable des
globules blancs, de la fibrine et de la caséine, et d'une diminution sensible de l'albumine, avec tendance notoire à l'albumi-
nurie ; enfin d'une accumulation de l'élément aqueux, laquelle,
se joignant à la stase sanguine que provoque mécaniquement
une grossesse avancée, explique le soulagement immédiat et
momentané qui suit souvent l'emploi de la saignée dans la grossesse. Il résulte de ces détails que, si la grossesse peut se com-
pliquer d'un état chlorotique, elle ne le produit pas.

Parmi les influences pathologiques qui sont accusées de favoriser la chlorose, nous trouvons en première ligne deux désordres utérins tout à fait opposés, l'aménorrhée et la métrorrhagie.

L'aménorrhée est-elle ici la cause ou l'effet du mal ? C'est

une question controversée. Très-souvent elle est l'effet du mal,
elle en est même un des premiers symptômes ; mais quelquefois aussi elle agit comme cause ; la preuve en est dans ces
chloroses qui, n'en déplaise aux théories, succèdent à une suppression des règles produite par une émotion morale, ou, mieux
encore, par une impression physique, comme l'immersion des
pieds dans l'eau froide ; la preuve en est encore dans ces aggra-
vations qui accompagnent les retards menstruels , et surtout
dans ces amendements qui suivent immédiatement le retour des
règles, qui suivent, Messieurs, et non pas qui précèdent, qui
sont par conséquent l'effet et non la cause de la réapparition des
menstrues.

Les ménorrhagies constituent, à mes yeux, un symptôme qui
n'est pas rare dans la chlorose; mais j'en suis encore à chercher
un fait où elles aient été la cause incontestable de cette maladie.
Je saisis cette occasion pour expliquer à ceux qui ne m'auraient
pas compris, qu'en disant que la chlorose est une affection presque exclusive à la femme, je n'ai pas dit, je n'ai pas voulu dire
que la chlorose est l'anémie de la femme. Pour être exposée à la
chlorose ou aglobulie, la femme n'est pas à l'abri de l'anémie,
affection qui n'épargne aucun âge ni aucun sexe , qui peut succéder à tout état morbide d'où résulte un appauvrissement du
sang, et se développer à la suite d'une métrorrhagie comme à la
suite d'une hémorrhagie quelconque. J'ai vu des femmes que des
métrorrhagies puerpérales avaient mises aux portes du tombeau;
elles étaient d'abord fortement anémiques; puis, grâce à un régime soigneusement gradué, ce qui est le point essentiel, sans
présenter les symptômes de la chlorose, elles reprenaient d'une
manière plus ou moins rapide leur santé habituelle, et s'arrê-
taient à ce niveau, sans que la continuation du même régime
pût les rendre plus vigoureuses et plus sanguines qu'auparavant.
J'ai vu des chlorotiques éprouver, par le fait de ces avortements
qui sont si fréquents chez elles, des hémorrhagies terribles. Eh
bien ! assez souvent, grâce au régime, qui faisait disparaître chez

elles la complication accidentelle d'anémie, elles revenaient assez vite à leur état antérieur, et, quoi qu'on fît, elles y restaient. Ce n'est que, dans les cas où, chez les femmes déjà chlorotiques, se manifestent des ménorrhagies fréquemment répétées, que leur état s'aggrave sérieusement par la complication permanente de la chlorose et de l'anémie; mais il est vraiment remarquable de voir la facilité avec laquelle, chez certaines chlorotiques, le sang se renouvelle, et les quantités considérables de sang qu'elles peuvent perdre à des intervalles peu éloignés, sans que leur chlorose en soit sensiblement aggravée; si, d'un autre côté, vous les abreuvez de jus de viande pendant des semaines et des mois, et qu'elles le tolèrent, leur chlorose n'est pas toujours notablement améliorée. Ainsi donc, quelque étrange, quelque inexplicable, quelque paradoxal que le fait paraisse, l'observation clinique me porte à croire que l'aménorrhée est cause de production de la chlorose et d'aggravation de la chlorose plus souvent que la métrorrhagie.

En général, les troubles utérins paraissent prédisposer à la chlorose, bien qu'ils soient loin de la produire nécessairement. Mon ancien maître M. Beau, un des esprits les plus féconds et des cœurs les plus droits de notre temps, plaçait le point de départ de la chlorose dans l'utérus, qui, par une action sympathique, altèrerait les fonctions de l'estomac et provoquerait ainsi, d'une manière indirecte, la chlorose, ou anémie des femmes. J'ai été moi-même partisan très chaud de ces idées, mais l'observation attentive m'a forcé de reconnaître que la théorie de mon excellent maître n'était qu'ingénieuse.

La chlorose peut-elle se développer aussi sous une influence diathésique? Ce qui me paraît incontestable, c'est qu'il existe, dans certaines familles, pour cette maladie, une disposition particulière qui se transmet par hérédité. Je connais des familles où toutes les femmes sont plus ou moins chlorotiques, et cela malgré la nourriture la plus substantielle, malgré de bonnes conditions d'hygiène physique et morale. Indépendamment de ces chloroses héréditaires, vous rencontrerez des chloroses, pour ainsi dire innées, qui se développent lentement, sourdement, sans cause appréciable, et par la seule force d'une prédisposition individuelle. Méfiez-vous des unes et des autres ; elles sont tenaces. Il y a des organismes qui, sans l'aide d'aucune cause extérieure, se fabriquent leur chlorose et la maintiennent immuable, en dépit de tous nos efforts. Ces dispositions héréditaires ou innées peuvent être considérées comme formant une diathèse, dans le sens étymologique du mot, mais la chlorose qui en provient n'en est pas moins essentielle, constituant à elle seule une maladie et non pas simplement une manifestation de maladie générale.

Existe-t-il aussi une chlorose qui soit réellement diathésique, c'est-à-dire qui soit un des aspects sous lesquels apparaît une maladie constitutionnelle? C'est possible ; et, sans admettre, comme paraissent le faire MM. Piiloux et Guéneau de Mussy, l'influence de l'arthritis sur la chlorose, j'aurais quelque tendance à soupçonner l'existence d'une chlorose arthritique, ce qui est bien différent. Cette présomption se base sur deux raisons: 1° la rapidité avec laquelle dans une attaque de rhumatisme, diminuent les globules du sang ; 2° et surtout l'observation que j'ai faite de l'existence simultanée dans certaines familles d'un état chlorotique chez les femmes et d'affections arthritiques chez les hommes. Ce n'est point là, d'ailleurs, une opinion que je voudrais vous faire partager ; c'est un problème que je vous signale.

Y aurait-il aussi une chlorose syphilitique? Je crois que M. Ricord a décrit sous ce nom la complication accidentelle de la syphilis par la chlorose, qui est si commune dans nos grandes villes. Pendant que j'étais interne de l'excellent M. Cazenave, à l'Hôpital Saint-Louis, j'ai vu beaucoup de syphilitiques, je n'ai jamais observé de femmes dont la chlorose pût être mise sur le compte de la syphilis; mais je ferai appel à une autorité autrement compétente que la mienne. C'est en vain que j'ai cherché dans le bel ouvrage de mon pauvre ami Melchior Robert, un paragraphe ou même un simple alinéa qui se rapportât à la chlorose syphilitique, Quant à l'état général qui précède ou accompagne parfois les manifestations secondaires de la syphilis, et qui peut offrir une certaine analogie avec les symptômes de la chlorose, nous en parlerons au sujet du diagnostic. C'est d'ailleurs une question extrêmement délicate que celle des états chlorotiques développés sous l'influence des diathèses; bornons-nous donc pour le moment, à étudier la vraie chlorose, la chlorose essentielle.

Les conditions d'hygiène physique qui favorisent le développement de la chlorose ne sont généralement pas appréciées à leur juste valeur. D'après ce que nous savons sur la lésion anatomique qui caractérise la chlorose, on pourrait croire que la quantité et surtout la qualité des aliments exercent une très grande influence sur cette maladie; eh bien! Messieurs, l'observation clinique me prouve que l'influence du régime est ici, je ne dirai pas nulle, mais restreinte. Nous observons cette affection au moins aussi souvent dans les classes riches, chez les jeunes filles qui trouvent à leur table des mets substantiels, que chez les jeunes filles du peuple, qui ne peuvent se procurer que des aliments grossiers ou insuffisants. Il y a là, sans doute, une cause d'erreur; les demoiselles qui ont toute facilité pour faire un bon régime ne le suivent pas toujours, elles aiment la salade mieux que le potage; elles préfèrent ne pas dîner que de perdre un goûter chez le confiseur. C'est vrai; mais, en observant les choses de près, l'on constate que les caprices de l'estomac, l'horreur de la viande et la recherche des aliments de fantaisie sont les conséquences de la maladie une fois développée, et non pas les causes du développement de la maladie. Je connais des femmes qui, toute leur vie, se sont nourries de beefsteak et abreuvées de vin de Bordeaux, et qui n'en sont pas moins chlorotiques. Par contre, je puis, entre autres faits, vous citer celui d'une paysanne qui est, par nécessité, d'une frugalité phénoménale, qui prétend ne manger de la viande qu'une fois par an et n'en mange certainement pas une fois par mois ; eh bien ! cette femme a une belle pléthore ; quand elle vint me consulter pour la première fois, ce fut pour me prier de la saigner, m'affirmant que c'était jusqu'ici le seul rémède qui eût pu la guérir de l'inappétence et du sentiment de lassitude générale auxquels elle était sujette. Sachant le régime qu'elle suivait, je refusai net, et je lui prescrivis un purgatif léger ; elle revint à la charge, et je la renvoyai encore, en lui ordonnant, je crois, un peu de quinquina et de rhubarbe ; une troisième fois, enfin, je me décidai à la saigner, pour lui épargner une petite dépense et le danger de se faire blesser par quelque charlatan. Le résultat de la saignée fut merveilleux, le sentiment de lassitude qui, depuis trois ou quatre mois, rendait cette pauvre femme incapable de tout travail, disparut comme par enchantement ; il revint, il est vrai, quinze mois après, mais, cette fois encore, une saignée en fit prompte justice.

Vous le voyez, Messieurs, malgré les meilleures conditions d'hygiène alimentaire, la chlorose peut se développer, et, par contre, la nourriture la plus frugale ne prévient pas toujours l'état morbide précisément opposé à l'état chlorotique. Ce faible degré d'influence de la nourriture sur la production de la chlorose vous paraîtra étrange, moins étrange qu'il ne m'a paru à moi qui suis l'élève de Beau ; mais c'est un fait clinique, et, à ce titre, nous sommes forcés de l'accepter.

Plus puissante est l'action de l'air. L'habitation des grandes villes prédispose beaucoup à la chlorose. La chimie ne constate cependant, entre l'air des villes et l'air des campagnes, qu'une différence insignifiante ; elle porte sur la proportion d'acide carbonique, qui est de 32 dix millièmes dans les villes, et de 30 dix millièmes seulement dans les campagnes ; mais, ce qui mérite davantage de fixer l'attention, c'est que, tandis que les filles des campagnes sont toute la journée à l'air libre, celles des villes passent de longues heures, non pas dans les rues, mais dans les ateliers, dans les écoles ou dans les boudoirs, où l'air est confiné. Ce n'est pas qu'il soit impossible à la chlorose de se développer à la campagne ; j'en ai rencontré plusieurs exemples sur divers points de notre banlieue ; mais le séjour à la campaest, quoi qu'ait pu en dire Canstatt, un obstacle au développement de la chlorose, obstacle réel bien que souvent insuffisant dans les pays dont l'altitude est faible, obstacle presque invincible dans les pays modérément élevés. Ce qui prouve, d'ailleurs, l'influence fâcheuse de l'air des grandes villes sur la production de cette maladie, c'est que je ne connais pas de meilleur remède pour nos jeunes filles qui commencent à devenir chlorotiques que de les envoyer à la campagne, à la montagne surtout. Réciproquement, il est commun, très-commun, extrêmement commun, de voir des jeunes filles qui nous viennent de la campagne, celles surtout qui nous arrivent de pays montagneux, être bientôt atteintes d'aménorrhée, se plaindre de maux d'estomac, de palpitations, d'essoufflement, et tomber en pleine chlorose. Sur nos trois chlorotiques, Messsieurs, deux se trouvent dans ces conditions ; venues de la montagne, l'une de l'Aveyron et l'autre des Basses-Alpes, où elles jouissaient d'une excellente santé, la maladie s'est emparée d'elles à Marseille, peu de temps après leur arrivée.

Ainsi, la chlorose est beaucoup plus commune dans les grandes villes que dans les campagnes, et dans les plaines que sur les hauteurs.

Probablement les villes de notre littoral méditerranéen doivent-elles à leur défaut complet d'altitude la prédisposition que leur séjour semble apporter à cette maladie. A Marseille, la chlorose me paraît extrêmement commune, surtout chez les filles nouvellement arrivées. Dans les hôpitaux de Paris, quand on voit une fièvre typhoïde et qu'on demande si le sujet est nouvellement arrivé de la province, très-souvent la réponse est affirmative ; à Marseille, le fait est peut-être moins fréquent pour la fièvre typhoïde, mais la chlorose est un tribut que paient dans des proportions formidables les filles qui ne sont pas encore acclimatées. Nos trois chlorotiques en sont là, et ce qui prouverait que décidément Marseille est une vaste fabrique de chloroses, c'est que notre troisième malade nous vient d'une autre grande ville, Lyon, où elle se portait très bien.

La privation de soleil, un séjour prolongé dans des lieux obscurs, voilà encore une condition qui a été considerée, probablement avec raison, comme cause de chlorose. Il ne m'a pas été donné d'apprécier au juste l'action de cette influence, mais n'oublions pas qu'alors, par suite d'une diminution sensible de pigmentum, le visage présente une pâleur d'apparence chlorotique.

Une température élevée favorise, dit-on, cette maladie. Villermé visitant les fabriques de soie, dont la température est maintenue entre 25 et 40 degrés, a été frappé de la pâleur des femmes qu'il y a rencontrées. Mais la chaleur produit une anémie plutôt que la chlorose ; en supprimant l'appétit, elle agit sur tous les éléments du sang, elle ralentit les combustions organiques, et, par les transpirations abondantes qu'elle provoque, elle tend à éliminer les matières azotées en même temps que l'eau. C'est pourquoi les Européens qui habitent les pays chauds deviennent presque tous anémiques, et même dans nos climats on peut constater, quand l'été se prolonge, que beaucoup d'individus sont atteints d'anémie avec accablement général, et que beaucoup de maladies revêtent la forme adynamique. Pour ce qui est de la chlorose, bien qu'elle paraisse plus rare dans les pays froids que dans le nôtre, je ne crois pas que la température élevée la produise ou l'aggrave nécessairement. Je ne le crois pas, parce que j'observe des chlorotiques qui éprouvent une aggravation dans leurs symptômes, et particulièrement une aménorrhée plus prononcée, à l'entrée de l'hiver, et qui, au contraire, dès que la chaleur revient, voient leur état s'améliorer, leurs règles surtout devenir plus abondantes et d'une couleur plus foncée.

Les professions sédentaires paraissent prédisposer à la chlo-
lose. Cette maladie frappe les ouvrières des ateliers et les pen-
sionnaires des écoles plutôt que les filles qui mènent une vie
active, pourvu cependant que leur vie ne soit pas trop active, et
que, chez elles, l'exercice ne dégénère pas en fatigue. Nos trois
malades sont des domestiques, et, si l'on pouvait dresser la sta-
tistique des chlorotiques à Marseille, je suis persuadé que la plus
forte proportion se trouverait chez les domestiques ; mais ce
n'est pas une raison pour accuser leur profession, car la plupart
sont récemment descendues de la montagne et paient à notre
ville un tribut dont les meilleures conditions hygiéniques n'auraient pu les dispenser.

Nous en avons fini, Messieurs, avec les conditions d'hygiène
physique ; mais nous devons nous occuper encore des conditions
d'hygiène morale. Ces dernières ont une influence immense,
soit qu'elles préparent lentement la maladie, soit qu'elles la fassent éclater subitement.

Je suis persuadé qu'une des grandes causes qui rendent la
chlorose si commune aujourd'hui, c'est la manière déplorable
dont on élève nos jeunes filles. Dans leur éducation, l'on néglige
le physique pour ne s'occuper que du moral. Sans doute, on
peut, on doit, chez elles, cultiver les bons et nobles sentiments
du cœur, mais non pas sacrifier, comme on le fait, la santé physique à la coquetterie de l'intelligence. Elles passent des jour-
nées presque entières dans des salles d'études ; au lieu de les
envoyer à la promenade et à la gymnastique, on les retient sur
une chaise pour leur apprendre l'histoire, la littérature, les langues vivantes, les langues mortes, la physique, la chimie, que
sais-je encore ? Elles pâlissent sur leurs livres, pour devenir des
bas bleus ! Oui, Messieurs, elles pâlissent sur leurs livres, l'expression est ici d'une exactitude frappante. Et pendant que, chez
elles, l'intelligence se raffine, pendant que le système nerveux
se surexcite et s'exalte, le système sanguin s'appauvrit et l'organisme s'étiole.

Voilà pourquoi, Messieurs, la chlorose, malgré la différence des conditions d'hygiène alimentaire, est, d'après mon observation personnelle, plus commune encore dans les classes riches qne dans les classes pauvres. Voilà pourquoi je l'ai observée chez les filles qui ont de l'esprit, plus souvent que chez celles qui n'ont que du bon sens. L'esprit et le corps, le système nerveux et le système sanguin, se développent en raison inverse l'un de l'autre.

Les jeunes filles pauvres ne sont pas complètement à l'abri des influences morales. Il en est qui, après avoir passé la journée au travail, consacrent trop souvent leur soirée à la lecture de ces mauvais romans qu'on leur vend à si bas prix. Ce n'est plus ici l'intelligence qui est exaltée et qui rompt l'équilibre entre le physique et le moral ; c'est l'imagination, ce qui ne vaut pas mieux.

Enfin les jeunes filles de toutes les classes sont exposées à l'influence directe des passions déprimantes, des chagrins et des peines de cœur, qui ne sont pas sans action sur la production de la chlorose.

Il y a aussi, Messieurs, des causes morales qui agissent brusquement et déterminent tout à coup la chlorose. Cette action n'est pas commune, mais elle est évidente ; elle établit d'une manière incontestable, pour ceux qui voudraient la nier, l'influence du moral sur le développement de la maladie qui nous occupe.

En effet, il n'est pas très rare de voir des chloroses qui se manifestent subitement, par le fait d'une émotion violente, surtout quand cette émotion survient dans le cours d'une époque menstruelle. Les règles disparaissent brusquement alors ; la théorie voudrait que la suppression menstruelle fût suivie d'une pléthore, c'est au contraire une chlorose qui apparaît. Les faits de cet ordre se passent quelquefois chez des jeunes filles dont le mariage est brusquement rompu ou qui apprennent subitement la mort d'une personne aimée. Entre autres exemples de cette nature, je me rappelle celui d'une jeune femme, jusque-là très vigoureuse, chez qui les premiers symptômes de la chlorose se sont montrés quelques jours après l'émotion que lui a fait éprouver la vue de son mari ensanglanté, que des malfaiteurs avaient assailli, la nuit, à coups de couteau.

Vous le voyez, dans l'étiologie de la chlorose, il ne faut pas songer uniquement au système sanguin et aux causes physiques, mais il convient de réserver aussi une place au système nerveux et aux causes morales.

J'ai beaucoup insisté sur les causes de la chlorose. Mais si, sur ce chapitre, je suis entré avec vous dans d'assez longs détails, c'est qu'il s'agit d'une maladie très commune, et, j'ose le dire, très mal connue; c'est aussi que ces données étiologiques doivent, à mon sens, servir de base au traitement prophylactique et même au traitement curatif de la chlorose.

Dans cet examen étiologique, j'ai énoncé quelques propositions inattendues, quelques faits contraires aux idées qu'on se forme habituellement sur la chlorose et sur son mode de production; que les théories, si elles en sont chagrines, s'en prennent à l'observation clinique, qui est, Messieurs, le meilleur des guides, et que, d'ailleurs, j'ai mission de vous enseigner.

III

Très-souvent, Messieurs, la chlorose peut être reconnue à première vue et de loin par l'aspect qu'elle imprime à la physionomie. Cet aspect, dont le type tout-à-fait pur est cependant beaucoup moins commun que la maladie elle-même, est ce que, dans le monde, on désigne sous le nom de pâles couleurs. La peau du visage est décolorée, d'un blanc très légèrement jaunâtre, elle a été comparée avec juste raison à de la cire blanche vieillie ; elle est, par exception, d'un blanc tout à fait mat.

Dans certain cas, on ne rencontre qu'un léger degré de pâleur ; dans d'autres même, la pâleur est pour ainsi dire larvée, une turgescence probablement atonique des capillaires du visage peut donner à la figure une coloration assez vive ; alors, la pâleur persiste au sillon naso-labial ; elle y fait même contraste avec la rougeur des joues ; c'est là qu'il faut la chercher.

Les chlorotiques peuvent donc avoir le visage rouge ; elles peuvent aussi ne l'avoir rouge et coloré qu'à certains moments, à la suite d'une émotion, d'une fatigue, d'un repas ; la facilité avec laquelle ces malades rougissent et pâlissent alternativement est un indice qui, sans être spécial, ne manque pas de valeur.

Au front, sur le dos des mains, sur les parties où d'habitude les veines sous-cutanées sont ordinairement saillantes, et apparaissent sous la forme de cordons bleuâtres, les veines, dans la chlorose avancée, ne se manifestent que par des traînées violacées ou d'un rouge vineux qui tranchent sur un fond non plus rosé, mais blanc et pâle. L'absence des saillies veineuses n'a d'importance, bien entendu, que si les parties sont dépourvues de tissu apideux.

Ajoutons que, dans la chlorose pure, la face et les extrémités ne présentent aucune bouffissure, tandis qu'il s'y produit de l'œdème dans la chlorose compliquée d'anémie et dans l'anémie proprement dite.

Du côté des muqueuses, la pâleur est moins frappante peut-être, mais elle est plus constante ; on l'observe sur la conjonctive palpébrale, sur les lèvres, sur les gencives et même sur la langue. Si, dans une chlorose avancée, l'on a l'occasion d'examiner le vagin, on peut constater que sa muqueuse se décolore à tel point qu'elle ressemble presque à la peau.

La pâleur des muqueuses est un excellent indice ; ainsi, Messieurs, la chlorose de notre numéro 2 s'améliore, les lèvres, les

gencives et la langue prennent une teinte plus rosée, et nous
n'avons pas trouvé chez elle hier le bruit du souffle qui existait
chez nos deux autres chlorotiques, dont les muqueuses sont
bien plus décolorées mais dont le visage n'est pas plus pâle.

L'aspect général des chlorotiques offre encore un phénomène
curieux. Souvent elles conservent un certain embonpoint, elles
sont même parfois très grasses, Ce qu'il y a de plus remarquable, c'est que cet embonpoint persiste souvent chez les femmes
qui ne mangent presque pas, tandis que chez d'autres chlorotiques, chez les mêmes quelquefois, l'apparition ou le retour d'un
appétit assez vif coïncide avec un amaigrissement notable.
J'appelle, Messieurs, toute votre attention sur ces phénomènes.
Il y a des chlorotiques qui ne mangent pas et qui sont grasses ;
il y en a d'autres qui mangent beaucoup et qui maigrissent.
C'est un fait bien singulier, me direz-vous ; oui, mais c'est un
fait, et, qui plus est, un fait clinique ; et vous devez vous in-
cliner.

Mais nous voilà déjà dans le domaine des symptômes qui
appartiennent au tube digestif. Un des plus saillants, je viens
de vous le dire, c'est cette différence que présente l'appétit suivant les malades, et à des périodes diverses chez une même malade. Mais, ce qui est plus commun encore que cette irrégularité
de l'appétit, c'est la dépravation de l'appétit. La plupart des
malades commencent par prendre en horreur précisément les
aliments que le médecin croit leur convenir le mieux, les pota-
ges et la viande rôtie ; puis elles se dégoûtent des sauces elles-
mêmes, et se nourrissent de bonbons ; à un degré plus avancé,
les bonbons les écœurent, suivant leur expression ; il leur faut
de la salade, des anchois, des olives, des fruits âcres ; elles gri-
gnotent de la craie ; c'est ce qu'on appelle le pica.

Les facultés digestives sont altérées chez les chlorotiques.
Très-souvent elles éprouvent des dyspepsies. Ces dyspepsies
consistent en ce que celles qui ont conservé l'appétit, celles surtout qui éprouvent une faim impérieuse, sont de suite rassasiées ;

après le repas, leur estomac se gonfle de manière à les obliger de desserrer leur robe.

La gastralgie est très commune dans la chlorose. Certaines malades se plaignent d'éprouver, après avoir mangé, la sensation d'une barre épigastrique qui les suffoque, ou d'un feu qui brûle leur estomac. Un plus grand nombre encore, quand leur estomac est vide, y éprouvent des tiraillements, des crampes, des sentiments de défaillance. Nos trois chlorotiques ont souffert de ces divers phénomènes gastralgiques qui, chez l'une d'elles, ont été les premiers symptômes. Niemeyer constate comme une cause fréquente de gastralgie chez les chlorotiques l'ulcère simple, l'ulcère rond de l'estomac. Je ne sache pas qu'en France cette lésion ait été signalée comme conséquence de la chlorose. Il est vrai que l'hématémèse qu'elle produit, et qui est son principal symptôme peut passer, chez les personnes mal réglées, pour une hémorrhagie supplémentaire. J'inclinerai cependant à présumer que, si l'ulcère de l'estomac se rencontre dans la chlorose, il provient non pas de la chlorose elle-même, mais des abus de régime auxquels se livrent certaines chlorotiques, de l'abus du vinaigre par exemple.

Du côté du tube intestinal, nous trouvons des phénomènes moins nombreux qu'à l'estomac ; les entéralgies sont beaucoup plus rares que les gastralgies, bien qu'elles puissent aussi fatiguer les malades, comme notre numéro 4 en est la preuve. Mais, deux symptômes assez communs sont : le ballonnement du ventre, déterminé par la production abondante des gaz intestinaux, et une constipation assez opiniâtre, comme vous pouvez en juger par ce qui se passe chez notre numéro 2 et notre numéro 4. Dans quelques cas, au lieu de la constipation, surtout au moment où devraient apparaître des règles qui ne se montrent pas, on rencontre momentanément de la diarrhée ; c'est ce qui a eu lieu pendant quelques jours chez notre numéro 17.

Le système circulatoire nous offre, dans la chlorose, des phénomènes importants et nombreux.

Assez souvént on y observe une douleur dans la région du cœur, douleur qui est manifeste surtout quand se produisent des retards dans la menstruation. Les palpitations cardiaques y sont fréquentes, mais, comme on les rencontre aussi dans l'anémie et dans l'hystérie, elles ne servent guère à baser le diagnostic. Quelquefois le cœur, au lieu de palpiter et de battre avec force, s'arrête en déterminant la syncope, ou diminue ses battements en produisant des lipothymies ; ce symptôme, qui est commun à la chlorose et à l'anémie, se rencontre surtout quand la femme éprouve une émotion morale, ou quand elle se trouve au milieu d'une réunion nombreuse dans un espace restreint, ou enfin quand elle sent des odeurs fades plutôt que réellement fétides.

A l'auscultation, les bruits du cœur nous présentent une sonorité au moins aussi grande qu'à l'état normal. Il y a parfois un bruit de souffle au premier temps et à la base, bruit qui s'observe également dans les anémies et qui n'a donc rien de caractéristique pour la chlorose ; j'ajouterai qu'il n'y est pas très commun. Vous savez que, chez aucune de nos trois malades, nous n'avons trouvé de souffle cardiaque. Ce signe, quand il existe dans la chlorose pure, me paraît généralement indiquer un degré assez avancé dans la maladie et présenter, sous ce rapport, plus de gravité que les souffles vasculaires.

Quand on percute la région cardiaque, on rencontre parfois, dans la chlorose, une matité exagérée qui tantôt est passagère, ainsi que l'ont constaté Piorry en France, Amernick et Starck en Allemagne, et tantôt peut devenir permanente, comme l'a observé M. Beau. Dans les deux cas elle témoigne d'une dilatation du cœur, qui, transitoire ou persistante, n'est nullement spéciale aux chlorotiques.

Le pouls des chlorotiques offre un caractère assez précieux, c'est sa variabilité ; tantôt il est fréquent et petit, tantôt il est large et bondissant, soit qu'on examine deux sujets, soit qu'on observe le même sujet à des moments différents. En général, il est rapide, mais, qu'il n'ait qu'une rapidité modérée et que la malade fasse un peu d'exercice ou éprouve une émotion, de suite il subira une accélération remarquable. Cette fréquence et cette variabilité du pouls se rencontrent dans l'anémie aussi bien que dans la chlorose, où elles éclairent moins le diagnostic que le pronostic. Ainsi, chez notre numéro 2, qui est en voie d'amélioration, le pouls est moins rapide et plus résistant que chez nos deux autres malades.

Les signes les plus importants que nous fournisse le système vasculaire, ce sont les bruits anormaux. Ceux-ci peuvent être divisés en quatre ordres : 1° le souffle intermittent, qui tantôt est court et tantôt prolongé ; 2° le murmure continu simple, ou souffle continu ; 3° le murmure continu avec renforcements, ou bruit de diable ; 4° une succession de sons diversement modulés, ou bruit musical.

Tous ces bruits sont ordinairement perçus à la partie inférieure du cou, au niveau de la carotide et de la jugulaire profonde ; on les entend mieux à droite, où ces vaisseaux sont plus superficiels, suivant la remarque de M. Beau. Il faut, quand on veut les entendre nettement, presser modérément avec le sthétoscope et engager le malade à regarder du côté opposé. Quelquefois on ne les perçoit pas quand la malade est couchée, tranquille dans son lit, et qu'on l'ausculte dans la position horizontale ; mais, si on la fait lever, qu'on l'ausculte debout, quand elle vient d'exécuter quelques mouvements rapides ou quand elle vient de dîner, il est bien rare qu'on ne trouve pas au cou quelque bruit anormal. Ces bruits peuvent aussi être rencontrés dans d'autres régions, et notamment à la racine de la cuisse, sur le trajet des vaisseaux fémoraux.

Indépendamment de leur siége et des conditions cliniques de leur production, ces bruits présentent dans la chlorose un autre caractère très-important ; c'est cette sorte de transition insensible qui existe entre eux, c'est leur succession rapide chez le même sujet ; ainsi on peut voir, comme vous l'avez observé chez notre numéro 4, un bruit intermittent simple et court remplacé à un examen subséquent par un bruit intermittent prolongé, puis par un bruit continu avec redoublement plus ou moins sensible ; ainsi notre numéro 17 nous a offert à peu d'intervalle et, ce qui est plus remarquable, dans la même matinée, par suite de simples changements dans la position du sthétoscope et dans la tension du cou, un bruit continu simple, un bruit continu avec redoublement et divers bruits musicaux.

Examen fait de ces conditions générales, nous devons jeter un coup-d'œil rapide sur chacun des souffles vasculaires en particulier, en ne nous occupant, pour le moment, que du côté purement clinique de la question.

Le souffle intermittent est ordinairement très-doux, il donne la sensation tantôt d'un petit choc, tantôt d'un souffle proprement dit ou d'un léger murmure; tantôt il est court et sec, tantôt il se prolonge en s'affaiblissant. Accompagne-t-il la diastole artérielle, ou la suit-il de très près ? C'est ce qu'il est, dans certains cas, très-difficile de déterminer. Assez fréquemment il coexiste avec un souffle cardiaque. Sa valeur séméiotique n'est pas encore fixée, ce qui m'encourage à vous faire connaître mes opinions à cet égard ; je vous les exprime d'ailleurs sous toutes réserves, comme devant vous servir non pas de règle, mais simplement de jalon dans vos recherches ultérieures. Je distingue donc deux bruits anormaux intermittents ; l'un donne la sensation d'un choc, il est court, il se produit au moment même de la diastole artérielle : il coexiste souvent, j'ai grande envie de dire toujours, avec un souffle cardiaque. C'est là, pour moi, un bruit carotidien et un signe d'anémie très-prononcée. L'autre bruit est plus doux, plus soufflant, plus prolongé, il suit de près la diastole artérielle : c'est à peine si parfois il coïncide avec un souffle cardiaque ; mais, d'un instant à l'autre, il se changera en bruit continu. Je le place dans la jugulaire, et je le considère comme l'indice d'une chlorose peu intense.

Nous avons eu, ces jours derniers, l'occasion de vérifier ensemble les opinions que je viens de vous exprimer. Quand nous avons ausculté les vaisseaux du cou chez notre numéro 7, cette femme qu'une névralgie faciale rebelle avec prédominance dentaire a rendue profondément anémique par défaut de nourriture et par insommie, ne vous ai-je pas dit: voilà un bruit de choc, un bruit carotidien, vous trouverez un souffle à la région du cœur. Et en effet, n'avez-vous pas trouvé un beau souffle cardiaque? Mais quand, sur notre numéro 4, nous avons rencontré un souffle intermittent, ai-je hésité à le placer dans la jugulaire et à lui attribuer une origine chlorotique? Chez cette malade, l'auscultation du cœur ne vous a révélé rien d'anormal, mais le soufffle intermittent du cou s'est prolongé, puis il s'est changé en souffle continu.

Bien décrit par Laënnec, le souffle continu a été comparé par lui au murmure lointain de la mer ou au bruit qu'on entend en approchant de l'oreille un gros coquillage bivalve; mais ces comparaisons ne s'adressent qu'à l'une de ses variétés, car son timbre est parfois assez sourd, parfois assez aigu, et se confond alors par transition insensible avec le bruit musical. Il peut être très faible, il peut être assez fort; c'est généralement à la fin d'une inspiration qu'il a le plus d'intensité. Il varie chez un même sujet, et quelquefois aussi dans une même exploration; on le rend plus apparent en augmentant la tension du cou et la pression du sthétoscope; si cependant celle-ci est trop forte, elle peut le supprimer: si, dans la position horizontale et au moment du repos il ne se montre pas, faites lever la malade, faites-la manger, faites-la courir, et il reviendra. De cette manière on pourra aussi rendre continus certains souffles intermittents et transformer les soufflés continus en bruit de diable et en bruits musicaux.

Le bruit de diable est un souffle continu avec renforcement; la théorie qui le considère comme un mélange de deux bruits, l'un continu et l'autre intermittent, l'un veineux et l'autre artériel, vous dira que le renforcement coïncide avec la diastole artérielle; mais l'observation pure, hésitant à préciser l'instant où il commence, ne craindra pas, par contre, d'affirmer qu'on l'entend encore quand cette diastole a cessé. N'oubliez pas, Messieurs, et vous avez pu le constater chez notre numéro 4 et notre numéro 17, qu'il existe une transition insensible entre le souffle continu simple et le souffle continu avec renforcement ; le second n'est que l'exagération du premier. C'est d'ailleurs par une sorte d'hyperbole qu'on a pu comparer le bruit dit de diable avec le ronflement produit par ce jouet d'enfants que les Français ont nommé diable et que les Allemands appellent nonne ; le murmure vasculaire a généralement beaucoup moins d'intensité. Quoi qu'il en soit, les souffles continus, bien qu'ils puissent apparaître dans des conditions diverses qui ne sont pas encore bien déterminées, n'en ont pas moins une grande valeur comme signes de chlorose, valeur qui est en raison directe de leur intensité et qui, par conséquent, est surtout considérable pour le bruit de diable.

Jusqu'ici les différences que les bruits vasculaires nous ont présentées se résument en une différence d'intensité. C'est une différence de timbre qui sépare le bruit musical des autres murmures vasculaires de la chlorose. Espèce de chant monotone roulant sur deux ou trois notes, comparé tour à tour au bourdonnement d'une mouche, à la résonnance du diapason, à la vibration prolongée d'une corde métallique, mobile et capricieux, apparaissant un moment pour ne plus se montrer, se faisant entendre du côté droit alors qu'il refuse de se manifester du côté gauche, tantôt existant isolément, tantôt accompagnant les autres bruits ou leur succédant, tel est le bruit musical, ainsi que nous avons pu le constater, notamment chez notre numéro 17. L'étude clinique de ses rapports intimes avec les autres bruits de la chlorose me porte à croire qu'il est une modification spéciale, une manière d'être, une résonnance particulière de ces bruits, plutôt qu'un murmure tout à fait à part. C'est un excellent signe de la chlorose, où on le rencontre très-souvent, tandis que son apparition dans l'anémie peut être considérée comme une exception très-rare: n'en faites cependant pas un signe pathognomonique de la chlorose, car vous le rencontrerez aussi dans quelques états nerveux. Mon savant maître M. Vernois a le premier observé la tendance du bruit musical à se manifester surtout au moment des règles ; remarque très-juste, que j'ai eu l'occasion de vérifier bien des fois et que vous avez vérifiée vous-mêmes chez notre numéro 17.

Vous connaissez maintenant les caractères cliniques des murmures vasculaires qu'on observe dans la chlorose. Je ne vous indique pas encore le siége et la cause de ces bruits ; ce sera une question à débattre quand nous en serons au chapitre de la physiologie pathologique ; contentez-vous donc, pour le moment, de savoir qu'ils se passent dans les gros vaisseaux, artériels ou veineux.

Les capillaires aussi sont influencés par la chlorose ; je vous en ai donné une preuve en vous rappelant la rougeur qui colore soudain le visage de certaines chlorotiques. Ce n'est là qu'un simple échantillon des congestions que l'on observe dans cette maladie. Il est en effet très-important de savoir que la chlorose, celles de toutes les affections où l'on s'attendrait le moins à rencontrer des phénomènes congestifs, est précisément une de celles qui en présentent le plus.

Ces congestions siégent assez souvent à la tête, ainsi que le prouve l'apparition, parfois périodique, d'une rougeur intense du visage, avec céphalalgie. Il est probable que dans certains cas elles se font uniquement dans l'encéphale, sans se montrer au visage, et c'est probablement à cette cause qu'il faut attribuer les céphalalgies des jeunes femmes qu'à l'exemple de Graves nous guérissons par des bains de pied très-chauds. Mais ce remède m'a surtout donné des résultats étonnamment rapides dans les cas où la congestion avait élu domicile du côté du gosier, point où elle détermine encore plus de douleur que de rougeur ou de gonflement. J'ai vu aussi les phénomènes congestifs se fixer sur les gencives et y produire des fluxions sans qu'il y ait eu carie dentaire ni une autre cause occasionnelle constatée. Je vous signalerai d'une manière encore plus spéciale les congestions qui s'effectuent du côté du poumon, et qui s'annoncent par de la toux, de la dyspnée, de la douleur, de l'affaiblissement du murmure respiratoire, puis disparaissent avec une certaine rapidité. Tous ces accidents congestifs sont plus communs chez les chlorotiques mal réglées, bien qu'ils puissent aussi se développer en dehors de l'époque et probablement de l'influence menstruelle. Quant aux congestions des organes pelviens, annoncées surtout par un sentiment de pesanteur dans l'abdomen et par des douleurs lombaires, elle sont le plus souvent la conséquence évidente de l'aménorrhée.

La chlorose paraît aussi prédisposer aux hémorrhagies, surtout aux hémorrhagies des muqueuses, sans doute par les mêmes raisons qui en font une cause de congestions. J'ai observé aussi, dans le cours de cette maladie, spécialement quand elle est grave ou invétérée, des inflammations diverses et limitées, mais à répétitions fréquentes, des boutons qui ne sèchent pas, des suppurations prolongées dans les plaies accidentelles ; autant d'indices d'une altération profonde dans la vie nutritive, altération qui est loin d'être commune à toutes les chlorotiques et dont il m'est encore impossible de préciser les causes.

La chaleur animale paraît diminuée chez les chlorotiques ; on leur trouve très-souvent les mains froides et beaucoup d'entre elles accusent une certaine sensibilité au froid.

Du côté des voies respiratoires, on observe très-souvent dans la chlorose une dyspnée qui peut même être un des premiers symptômes du mal, et qui a été le premier qu'ait ressenti notre malade du numéro 2. Cette dyspnée devient très-manifeste quand la chlorotique fait des mouvements un 'peu rapides, et surtout quand elle monte les escaliers ; alors sa respiration s'accélère, et il lui semble que l'air lui manque.

Ce qui est plus rare que la dyspnée, mais non moins important à connaître, c'est la toux. Cette toux est incessante, rhythmique, fatigante pour la malade, dont elle semble déchirer la poitrine, et pour les assistants, qui sont condamnés à l'entendre presque à chaque minute ; elle est ordinairement sèche, mais elle peut s'accompagner de petits crachats spumeux et striés de sang, ou de véritables hémoptysies. Tantôt elle alterne avec la gastralgie et d'autres phénomènes chlorotiques ; tantôt elle succède à un rhume ou elle est provoquée par une émotion morale; rebelle à tous les remèdes de la pharmacie, elle guérit souvent, d'une manière subite, par le changement d'air. Quand on ausculte les malades qui en sont atteints, on trouve chez la plupart une diminution de murmure respiratoire dans le sommet des poumons. J'ai vu, il y a quelques années, une toux de ce genre, que, contrairement au diagnostic que j'avais porté, un des plus grands praticiens de Paris crut devoir rattacher à une tuberculisation commençante; la malade fut envoyée aux Eaux-Bonnes; déjà une amélioration sensible s'était produite au moment de son arrivée; au bout de quelques jours elle était guérie.

Les sécrétions, chez les chlorotiques, présentent un caractère remarquable ; elles paraissent fortement diminuées. Pour le tube digestif et pour le foie, le fait est aussi commun que facile à constater; l'arrêt de ces deux sécrétions explique la constipation si opiniâtre dont la plupart de ces malades sont affectées ; l'arrêt de la sécrétion biliaire explique en particulier la pneumatose intestinale qui tourmente plusieurs d'entre elles. J'ai trouvé assez souvent, chez ces malades, la peau froide et sèche; mais elles peuvent transpirer et ne pas éliminer par la peau les matières azotées, ce qui est l'acte essentiel de la sécrétion. Quant à leur urine, elle est généralement claire et limpide ; les éléments solides y ont diminué dans une proportion assez forte; l'urée y est extrêmement rare ou ne s'y trouve plus. J'ai cru remarquer que cet arrêt des sécrétions se rencontre chez les chlorotiques qui conservent leur embonpoint et ne mangent guère, tandis que, chez celles qui maigrissent, les sécrétions reprennent ou continuent leur cours. L'urine d'une de mes chlorotiques, qui, à son grand étonnement, maigrit dès le moment où elle se remit à manger, contenait une petite quantité de sucre, phénomène qui, chez elle, fut tout-à-fait passager.

Le système nerveux est le plus souvent affecté, dans les classes riches, dès le début de la chlorose. Tandis que, dans les classes pauvres, ce sont les malades elles-mêmes qui viennent vous trouver et se plaindre de gastralgie, d'essoufflement et d'aménorrhée, dans les classes riches c'est une mère inquiète qui vient vous confier que sa fille devient triste et bizarre, qu'elle fuit les distractions, que son caractère s'aigrit et qu'en même temps on observe sur son visage un commencement de pâleur.

Un peu plus tard, ces symptômes s'accusent davantage ; la malade s'ennuie ; son indifférence pour tout ce qui l'intéressait jadis marche de pair avec une certaine torpeur physique ; elle ne sent ni le désir, ni, dit-elle, la force d'aller là où on lui promet un plaisir. Cependant elle éprouve parfois des fantaisies, et alors, pour satisfaire son caprice, elle entreprend de longues marches, elle se livre à des exercices prolongés dont elle ne ressent pas toujours une grande fatigue ; on dirait que sa volonté est inégalement répartie entre une indifférence générale et d'impérieux désirs, et que ses forces physiques sont subordonnées à la vivacité de ses désirs.

D'autres malades, et ce cas est commun, ont dans le caractère une foule de petites bizarreries, parmi lesquelles je vous signalerai les deux qui m'ont paru les plus fréquentes : l'une consiste à ne rien vouloir manger à table et à aller ensuite manger en cachette ; plusieurs de mes chlorotiques ne se nourrissent que de gâteaux et autres petits mets que je fais laisser dans un buffet à leur intention spéciale, en recommandant expressément qu'on ne les prenne jamais en flagrant délit. L'autre bizarrerie des chlorotiques, mais qui ne leur est pas tout-à-fait particulière, c'est de ne jamais vouloir de remèdes, et, disons-le out bas, sous ce rapport elles n'ont pas toujours tort.

La chlorotique aime le changement, changement d'air, changement d'habitudes, et surtout elle en éprouve de bons effets ; elle mange mieux, elle retrouve de la gaîté ; mais souvent, au bout d'un certain temps, elle se lasse de cette vie qui a cessé d'être nouvelle, et retombe dans sa tristesse et dans ses caprices.

Le symptôme dont je vais vous parler n'est ni spécial aux chlorotiques ni constant chez elles, c'est l'exaltation d'un sentiment qui se trouve au fond du cœur de toute jeune fille. En général, la chlorotique a un grand besoin d'aimer ; je prends ce mot dans son sens le plus large ; ainsi, elle est plus gaie, elle se trouve mieux quand elle a pu s'attacher un petit chat, un petit chien, voire même un petit oiseau ; mais, au bout de quelque temps, cette affection ne lui suffit plus ; on dirait qu'elle aspire à quelque chose d'indéfini, à un idéal dont elle ne se rend pas compte elle-même.

Tous ces symptômes, je les ai observés chez des chlorotiques qui ne présentaient aucun indice d'hystérie,

Indépendamment de ces phénomènes moraux, les chlorotiques présentent des symptômes nerveux proprement dits. Du côté du système moteur, ce sont de la faiblesse, des fatigues pénibles, un sentiment de lassitude pour le moindre exercice, mais jamais, à ma connaissance, ni paralysie ni aucun accident convulsif. Du côté du système sensitif, ce sont fréquemment des douleurs de tête ; tantôt des migraines, qui sont pour la plupart périodiques et cataméniales, c'est-à-dire liées à l'évolution menstruelle, tantôt des céphalalgies d'apparence congestive, qui se montrent soit après le repas, soit à la suite d'une émotion ou d'un travail intellectuel ; tantôt enfin des névralgies du trijumeau, qui est assez spécialement affecté dans la chlorose.

On peut observer aussi, chez les chlorotiques, des névralgies siégeant sur les nerfs intercostaux ou sur d'autres nerfs encore, et, par contre, des anesthésies, que je considère comme n'étant nullement caractéristiques.

Du côté des organes des sens, les troubles visuels, qui consistent en des degrés divers d'amblyopie, sont trop rares dans la chlorose pour qu'on les considère autrement que comme des complications ; les symptômes présentés par l'audition, tels que les bourdonnements d'oreille, les sifflements, les bruits de cataracte, y sont, par contre, assez communs, mais j'ai quelque tendance à croire qu'ils proviennent tout simplement de ce que les malades perçoivent elles-mêmes les bruits anormaux produits dans les vaisseaux qui traversent la base du crâne.

J'arrive enfin aux symptômes qui se passent du côté des organes sexuels.

Un des premiers phénomènes qui éveillent l'attention des chlorotiques dans les basses classes et surtout, parmi elles, des servantes récemment arrivées de la montagne, c'est que leur époque passe sans que leurs règles apparaissent. Quand j'ai, pour la première fois, interrogé notre numéro 17, sa première parole n'a t-elle pas été celle-ci ? Monsieur, voilà deux mois que je ne suis pas réglée, et depuis je me sens malade. C'est à peu près ce qui s'est aussi passé chez notre numéro 2. En effet, quand les règles disparaissent chez une jeune fille, attendez-vous, si elle n'est pas enceinte, à voir se développer une belle chlorose.

Souvent les règles ne disparaissent pas, mais elles sont moins abondantes et surtout plus pâles ; leur pâleur est un signe d'une très grande importance, et c'est un excellent indice quand, chez une chlorotique, le sang des règles prend une coloration plus foncée.

L'aménorrhée, chez les chlorotiques, ne tient pas toujours, j'en suis convaincu, à ce qu'elles n'ont pas assez de sang ; souvent elle provient de ce que le molimen menstruel n'aboutit pas ; il se produit alors une gêne dans l'abdomen, une tension dans les seins et une douleur dans les lombes ; puis ces phénomènes se dispersent et un flux ou une autre hémorrhagie va se faire jour sur une autre partie du corps ; d'autres fois le molimen fluxionnaire et l'évacuation sanguine se font l'un et l'autre vers un point quelconque du corps, et les organes sexuels y restent complètement étrangers; d'autres fois enfin il n'y a nulle part de perte sanguine ; elle est remplacée par une autre évacuation, par une leucorrhée, voire même par une diarrhée. Les cas de chlorose où l'aménorrhée s'accompagne des phénomènes du molimen menstruel sont préférables à ceux où ces phénomènes n'apparaissent pas.

Un phénomène opposé, la métrorrhagie, se rencontre quelquefois aussi dans la chlorose. M. Trousseau, qui l'a spécialement signalé, l'attribue à un manque de plasticité dans le sang, mais il me semble plus rationnel de l'expliquer par un défaut d'équilibre dans le molimen menstruel, défaut d'équilibre qui se traduit tantôt par l'aménorrhée, tantôt par la métrorrhagie, suivant le côté vers lequel penche la balance; notez d'ailleurs que dans ces deux cas, en apparence opposés, le fer réussit également bien.

La dysménorrhée, la menstruation douloureuse, est aussi une conséquence de la chlorose; tantôt alors elle est accidentelle, de temps en temps elle se manifeste, surtout sous l'influence d'une émotion morale, comme je l'ai observé à trois reprises différentes chez une même jeune fille ; tantôt au contraire, elle devient permanente et se transforme en supplice mensuel. Voici ce qui se passe dans ce cas : les congestions utérines qui résultent de la dysménorrhée rendent plus sensible la légère antéflexion que l'utérus présente normalement; cette antéflexion augmentée devient à son tour cause mécanique de dysménorrhée chez les jeunes filles, et, c'est ce qui m'a permis de constater le fait, de dysménorrhée et de stérilité chez les jeunes femmes.

En dehors de cette influence indirecte et mécanique, la chlorose a-t-elle une action réelle sur la fécondité ? On croit généralement qu'elle rend les femmes infécondes ; Meissner a prétendu au contraire que les grossesses sont plus fréquentes chez les chlorotiques que chez les femmes sanguines, et son opinion

a ébranlé Niemeyer.... Pour ma part, j'ai rencontré des chlorotiques infécondes, mais elles éprouvaient des troubles notables du
côté de la menstruation ; j'en connais d'autres au contraire qui
ont mis au monde de nombreux enfants. Ce qui m'a le plus
frappé chez les chlorotiques, c'est la fréquence des avortements.

Je crois en avoir fini, Messieurs, avec les symptômes de la
chlorose ; ne vous attendez pas à les trouver tous réunis chez
chacune de vos malades : de même qu'il y a des inscriptions
frustes, il y a aussi des maladies frustes, comme dit M. Trousseau. La forme fruste, celle qui ne se manifeste que par une
partie seulement de ses caractères, est très-commune dans la
chlorose.

IV

Dans notre entretien d'aujourd'hui, je vais vous indiquer la
marche de la chlorose et les accidents qui la compliquent, puis
nous jetterons un coup-d'œil sur les lésions qui la caractéri-
sent, ce qui achèvera le tableau général de cette maladie. Cette
étude d'ensemble une fois terminée, j'appellerai un moment
votre attention sur les principales variétés de la chlorose, c'est-
à-dire qu'après vous avoir montré la maladie sous sa forme
ordinaire, je tâcherai de vous faire connaître les aspects divers
qu'elle peut présenter.

Rien de plus variable, Messieurs, que la marche de la chlorose ; tantôt elle est, je ne dirai pas aiguë, mais subaiguë ; tantôt elle est chronique, au point de vivre presque autant que la
femme elle-même.

Cette affection débute quelquefois d'une manière presque
soudaine ; la suppression brusque des règles est alors suivie de

palpitations, d'essoufflements, de gastralgie, et, après l'apparition de ces phénomènes, la pâleur commence à se manifester. Plus souvent son début est lent, insidieux, progressif; les règles se décolorent et diminuent avant de disparaître, le visage et les muqueuses pâlissent insensiblement, le caractère se modifie peu à peu, l'affaiblissement physique et l'indifférence morale augmentent en suivant une marche lentement ascendante.

Arrivée à un certain degré, la chlorose reste peu à peu stationnaire, avec des alternatives limitées et dont on trouve assez souvent la cause dans des changements survenus dans les conditions d'hygiène physique et morale où se trouve la malade.

Enfin, au bout d'un temps qui peut varier entre un minimum de deux mois et un maximum qui dépasse vingt années, soit sous une influence médicatrice soit par l'effet d'une modification spontanée de l'organisme, peu à peu le visage reprend sa fraîcheur, les lèvres se colorent, l'appétit revient, les digestions s'améliorent, le constipation s'arrête, les palpitations s'éloignent, les bruits de souffle s'effacent, la respiration devient plus ample à la montée, l'urine perd sa limpidité anormale, la gaîté reparaît, les douleurs se calment, les forces renaissent et la menstruation se régularise. La malade est alors guérie.

Dans d'autres cas, qui sont exceptionnels, la chlorotique peut succomber par le fait d'une syncope ou par suite soit d'un dépérissement progressif, soit d'une hémorrhagie liée à un avortement; ou bien encore, faible et exténuée, elle se trouve exposée comme sans défense aux atteintes de la tuberculisation pulmonaire, qui l'enlève rapidement.

Comme complications ou accidents rares de la chlorose, je dois vous signaler la chorée, que l'on peut guérir alors par les ferrugineux, médication que j'ai vue à l'hôpital Necker, entre les mains de M. Matice, qui remplaçait alors M. Vernois, arrêter parfaitement la chorée d'une jeune fille; l'amaurose, que le premier, Blaud, de Beaucaire, apprit à traiter par les mêmes agents; enfin l'asthme nerveux, dont Battaille, de Versailles, a publié trois cures obtenues par le même moyen. C'est le cas de répéter cet aphorisme : *Naturam morborum ostendit curatio.*

Les battements nerveux des artères, signalés sans doute par P. Frank, mais décrits par notre Laënnec, et le goître exophthalmique, maladie de Graves ou de Basedow, se déclareraient-ils sous l'influence de la chlorose, en seraient-ils des accident rares? L'influence que les causes morales et l'aménorrhée exercent sur cette dernière maladie, les palpitations du cœur, les souffles vasculaires, la dyspnée, la toux nerveuse qu'on y rencontre, la bizarrerie qu'elle imprime au caractère, et qui a été notée en particulier dans la remarquable observation d'Aran, l'action salutaire que M. Pirondi a obtenue du déplacement dans un beau cas de goître exophthalmique, toutes ces raisons me portent à présumer qu'entre la chlorose et la maladie de Graves, il peut y avoir quelques liens de parenté.

Mais la plus proche parentée de la chlorose est l'hystérie ; cousine germaine de la chlorose, l'hystérie est aussi sa compagne la plus fidèle ; souvent ces deux maladies se compliquent réciproquement.

Enfin, la chlorose ne met pas à l'abri des maladies aiguës ; elle leur imprime seulement un cachet nerveux et parfois aussi elle leur fait revêtir un aspect ataxo-adynamique qui les aggrave plus encore en apparence qu'en réalité ; c'est ce que j'ai observé surtout dans la fièvre typhoïde.

Voilà, Messieurs, tout ce que je vois d'important à vous dire sur la marche et les complications de la chlorose ; un mot maintenant sur les lésions.

Quand on recueille pendant la vie le sang d'une chlorotique, on constate tout d'abord qu'il est moins coloré qu'à l'état normal ; une fois qu'il est reposé, on voit, au milieu d'une grande quantité de liquide, nager un tout petit caillot. Le défaut de coloration du sang et la petitesse du caillot proviennent d'une diminution notable dans la proportion des globules ; ainsi Becquerel a trouvé, comme chiffre des globules chez les chloroti-

ques, 85 au lieu de 127, proportion normale ; Denis, 64 au lieu
de 173 : Andral, au lieu de 128, a indiqué 109 dans la chlorose
commençante, 65 dans la chlorose commune et 28 dans les cas
très-avancés. Pendant que les globules diminuent, la proportion de l'élément aqueux devient plus forte et la densité du sang
devient plus faible : cette dernière, d'après Denis, est représentée par 1,045 au lieu de 1,075, et, d'après Becquerel, elle
descend de 1,055 à 1,045.

Le fer dont l'abondance est d'ailleurs liée au nombre des
globules, subit dans la chlorose une sensible diminution ; il est
réduit de 0 gr. pour 1000 à 0 gr. 31 , comme l'a constaté
Becquerel. Je ne vous affirmerai pas, avec M. Burin-Dubuis-
son, que la proportion de manganèse est également réduite,
M. Glénard ayant mis en doute la présence même de ce métal
dans le sang à l'état normal.

L'albumine, la fibrine, les sels, tantôt légèrement augmentés,
tantôt légèrement diminués, ne subissent dans la chlorose que
des variations insignifiantes ; il en est de même des matières
grasses. Aussi les Allemands qui, avec Virchow, considèrent le
sang comme un tissu formé de cellules, c'est-à-dire de nos globules, et d'une substance intercellulaire liquide, considèrent-ils
la lésion de la chlorose comme ayant son siége spécial dans les
cellules de ce tissu.

Si une occasion fortuite permet de compléter sur le cadavre
cet examen commencé sur le vivant, on constate que les divers
organes présentent une certaine pâleur, et que les vaisseaux
contiennent une quantité assez minime de sang. De plus les
vaisseaux sont quelquefois atteints d'une dégénérescence grais-
seuse de leur tunique interne. Le cœur enfin, comme Beau l'a
démontré, peut présenter une dilatation modérée avec tendance
à l'hypertrophie. Je vous rappellerai aussi l'ulcère rond de l'estomac, observé chez les femmes allemandes, et qui peut, dans
les cas où il a produit une perforation, s'accompagner des lésions
de la péritonite aiguë.

Ici s'arrête, Messieurs, la description générale que j'avais à vous faire de la chlorose, étudiée dans sa forme commune. Examinons-la un instant encore dans ses autres formes et dans les diverses variétés qu'elle peut présenter. J'appelle formes les modifications qui portent sur l'ensemble des caractères d'une maladie, et je réserve le nom de prédominances pour les cas où quelques-uns de ces caractères sont beaucoup plus saillants que les autres.

Indépendamment de sa forme commune, la chlorose me paraît présenter une forme légère et une forme grave ou cachectique.

La forme légère n'est que l'atténuation des divers symptômes que je vous ai décrits. On y remarque une pâleur légère du visage, qui, exception faite pour le sillon naso-labial, est souvent masquée par une dilatation capillaire; une pâleur un peu plus constante de la conjonctive palpébrale et des gencives; quelques palpitations cardiaques provoquées par les émotions; une accélération sensible du pouls par la marche ou par le travail digestif; des souffles vasculaires fugitifs, qu'on ne retrouve guère qu'après l'exercice ou après le repas; un appétit un peu fantasque, des digestions peu régulières et une faible gastralgie; de l'essoufflement produit par une course, et, mieux encore, par une ascension modérément rapide; de la paresse intellectuelle et une humeur parfois maussade; une tendance à la migraine et aux douleurs névralgiques; des règles peu abondantes, peu colorées surtout, et quelquefois retardées, ou, au contraire, trop abondantes et trop rapprochées. Ces divers traits, je ne dirai pas d'un tableau mais d'une faible esquisse, il faut, Messieurs, que vous les gardiez profondément gravés dans la mémoire; car si, par des préceptes sagement prescrits et fidèlement observés d'hygiène physique et morale, vous combattez cette forme de la chlorose, vous empêcherez qu'elle ne dégénère, comme on ne le voit que trop souvent, soit en la forme commune, soit, ce qu'il y a de plus redoutable, en la forme grave de cette même maladie.

Il existe en effet une forme grave de la chlorose, une cachexie chlorotique, qui est heureusement assez rare, mais que vous devez connaître, à cause des dangers qu'elle peut présenter.

Dans cette forme, l'appétit est perdu d'une manière complète et permanente ; les aliments, ingérés à force de raison de la part de la malade, ou à force de prières de la part de ses parents, provoquent des digestions laborieuses, pénibles, accablantes ; souvent ils sont rejetés ; leur vue même, à certains moments, peut suffire pour provoquer le vomissement. Un mouvement brusque réveille des palpitations violentes ; les lipothymies se répètent presque sans prétextes ; on entend au cœur un beau bruit de souffle, au cou, le bruit de diable et les bruits musicaux ; la fièvre s'allume, fièvre irrégulière dans sa marche, revêtant parfois le type intermittent, et qui s'accompagne d'un amaigrissement considérable, d'une vraie consomption. Si le cœur ne palpite pas, ce sont des essoufflements que les mouvements provoquent ; à la dyspnée vient se joindre une toux sèche, fatigante, incessante, parfois accompagnée d'hémoptysies. La malade, inerte, sans énergie, sans espérance, ne peut plus quitter son lit où elle souffre cruellement d'une névralgie trifaciale ou de douleurs disséminées sur divers points du corps. D'habitude, alors, il y a une aménorrhée complète ; dans d'autres cas, au contraire, la malade est sujette à des pertes menstruelles qui, chaque fois, produisent chez elles une plus grande faiblesse, en lui laissant de courts intervalles où elle se remet un peu.

Voilà, Messieurs, l'ensemble des symptômes qui appartiennent à la forme grave de la chlorose ; mais je me hâte d'ajouter que ces symptômes ne se trouvent presque jamais tous réunis. Cette forme grave présente, en effet, diverses prédominances.

L'une d'elles est la prédominance cachectique proprement dite, caractérisée par l'arrêt presque complet des fonctions digestives et l'amaigrissement porté aux dernières limites qu'il puisse atteindre ; à elle paraît s'unir la prédominance nerveuse, la phthisie nerveuse de Morton, dans laquelle doivent rentrer en grand nombre les cas de nervotisme de M. Bouchut. C'est ainsi que j'ai soigné dans ses derniers jours et que j'ai vu succomber une pauvre femme qui ne pouvait supporter aucun aliment, dont le corps, véritable squelette, présentait des foyers multiples de violentes douleurs ; tantôt elle était secouée par une toux incessante, sans signes physiques appréciables ; tantôt elle se tordait dans des accès d'une gastralgie atroce , indépendante de toute lésion ; malheureuse créature, au caractère bizarre, étrange, insupportable, aigri qu'il était par le malheur et surtout par la maladie.

Il y a aussi une prédominance cardiaque de la chlorose à forme grave ; on y remarque des syncopes fréquentes ou de violentes palpitations. Cette forme, en général moins terrible que la précédente comme ensemble morbide, expose aux morts subites. C'est à M. Bouillaud que revient le mérite de l'avoir mise en relief. Déjà Galien et Paul d'Egine recommandaient aux gens pâles de ne pas se mettre en colère, afin d'éviter la syncope dont ils étaient menacés. Morgagni, dans sa vingt-neuvième lettre, raconte le fait d'une femme fort pâle, souffrant beaucoup de l'estomac, ayant un goût prononcé pour les ognons et les châtaignes, et qui mourut subitement, sans qu'il pût trouver la cause de sa mort. Marshall-Hall, à ce qu'il paraît, car je n'ai pu le consulter directement, Marshall-Hall fut plus explicite ; mais c'est M. Bouillaud qui, dans un discours académique, en 1859, a démontré que la chlorose avancée, avec grande pâleur, palpitations fréquentes et tendance aux lipothymies, peut provoquer des syncopes mortelles ; il en a relaté quatre exemples à l'Académie.

Je vous signalerai d'une façon toute spéciale une prédominance pulmonaire, ou plutôt une sorte de phthisie chlorotique simulant à s'y méprendre la tuberculisation pulmonaire. Cette variété extrêmement importante de la chlorose mériterait d'être mieux connue. C'est Morton qui, le premier, l'a observée. J'ai trouvé dans les œuvres du digne émule de Sydenham un excellent petit chapitre intitulé : *De phthisi à chlorosi et suppressione menstruarum purgationum ortà.* Il note l'influence des peines morales sur cette maladie ; comme symptômes, il relève surtout le dépérissement, la toux, la dyspnée, la douleur de côté. A ses yeux, la maladie est mortelle si elle n'est pas traitée à temps. Parmi les remèdes, il conseille, et c'est là sa seule erreur, de petites saignées au début, puis la médication chalybée, les amers, le repos d'esprit. A l'appui de ces opinions, Morton rapporte l'observation de la fille Anderton, âgée de 17 ans, domestique, fille fort belle à ce qu'il dit, et qui fut prise d'abord de suppression menstruelle, de pâleur, de dyspnée, de céphalalgie, d'un sentiment de lassitude et de langueur, symptômes caractéristiques de la chlorose, auxquels s'ajoutèrent un peu plus tard une fièvre lente, une toux sèche accompagnée de douleurs très-violentes dans le côté gauche, qui se calmèrent avec peine sous l'influence du laudanum. A ces symptômes graves vinrent encore se joindre un défaut complet d'appétit, une véritable fièvre hectique et des contractures des extrémités. Cette malade fut guérie par un traitement complexe, dont la base fut la médication chalybée sous toutes ses formes, électuaires, pilules, vins, sirops. Son habile médecin parvint même à la débarrasser complètement de sa chlorose et de son aménorrhée, et cette fille, devenue femme, puis veuve, jouissait d'une santé parfaite, quinze ans plus tard, époque à laquelle fut publiée l'observation.

Cette variété grave de la chlorose a été étudiée de nos jours par Rilliet, qui a publié en 1855, dans les archives, un excellent petit travail intitulé : *De la chlorose simulant la phthisie.* Procédant à l'inverse de Morton, M. Rilliet commence par raconter l'histoire d'une demoiselle de vingt ans, chez qui à une grande pâleur et à une prostration des forces se joignait un amaigrissement notable avec fièvre suivie de sueurs profuses, toux fatigante, hémoptysies, sans aucun signe physique du côté des poumons. Seulement Rilliet, en auscultant l'abdomen, qu'il trouvait un peu gros, reçut dans l'oreille un véritable coup de pied ; c'était un être nouveau qui trahissait ainsi son existence ; cette jeune fille, déjà fortement chlorotique, avait eu le malheur de s'exposer à une grossesse, et dès lors, sous l'influence des plus tristes conditions morales, sa chlorose s'était extrêmement aggravée. Trois mois après elle était guérie de sa grossesse, un peu plus tard elle était guérie de sa fausse phthisie, c'est-à-dire de sa chlorose, par un traitement approprié.

Rilliet a eu depuis occasion d'observer des faits analogues, mais sans complication de grossesse, et voici, en résumé, la description qu'il trace de la maladie.

Amaigrissement profond et progressif; appétit presque perdu mais avec conservation de quelques caprices pour les aliments hauts en goût ; grande faiblesse condamnant la malade à rester au lit ; vive surexcitation nerveuse avec insomnie, tristesse, quelquefois même soubresauts dans les tendons et sentiment d'inquiétude dans les jambes ; aménorrhée complète avec tantôt amélioration et tantôt aggravation momentanée des symptômes dans le temps qui correspond à la période menstruelle ; palpitations violentes au moindre mouvement. Mais voici des symptômes essentiels et importants à retenir : fièvre, non pas accélération passagère du pouls liée aux palpitations cardiaques, mais fièvre véritable avec chaleur notable, surtout à la paume des mains, fièvre avec exacerbations manifestes, le plus souvent irrégulières, mais plutôt diurnes que vespérines, toux fréquente et pénible avec congestion violacée des pommettes, provoquant des sueurs profuses et quelquefois suivie d'hémoptysies. A l'auscultation, l'on est frappé par l'absence absolue de signes de tuberculisation du côté des organes respiratoires, contrastant avec l'intensité des signes de chlorose que l'on constate dans les voies circulatoires et surtout dans les gros vaisseaux.

Ce tableau, Messieurs, est d'une remarquable justesse ; j'ai pu, il y a quelques mois à peine, en constater l'exactitude chez une jeune fille éminemment chlorotique, en proie à une fièvre à exacerbation, qui avait même pris un moment le type intermittent; pauvre enfant dont l'amaigrissement profond et la toux fatigante inspiraient les plus vives inquiétudes. Le sentiment d'angoisse et d'oppression qu'elle éprouvait au moindre mouvement étaient tels qu'on avait parfois de la peine à la porter de son lit à son canapé. Cette jeune fille n'offrait aucun signe physique à l'auscultation pulmonaire, mais elle avait des palpitations violentes, et l'auscultation cardio-vasculaire donnait lieu chez elle aux résultats les plus caractéristiques. Je prescrivis le changement d'air et un séjour prolongé dans la montagne; on choisit le moment d'une légère amélioration pour la transporter, ce qui fut une grande et difficile affaire. Deux mois après, la chlorose était singulièrement atténuée ; quant aux symptômes de phthisie, il n'en était plus question. J'ai revu cette jeune fille ces jours derniers ; elle venait de passer cinq mois dans la montagne ; c'était l'image de la plus florissante santé.

Vous voyez, Messieurs, combien il importe de reconnaître la cachexie chlorotique et de ne pas la confondre avec la tuberculisation pulmonaire.

Il me reste à vous signaler encore une dernière variété de chlorose grave: c'est la chlorose à prédominance ménorrhagique. Celle-ci nous offrirait, d'après M. Trousseau, qui, le premier, a fixé l'attention sur elle, une particularité étiologique ; elle serait plus fréquente chez les femmes mariées que chez les jeunes filles. M. Trousseau, quand il a publié son travail, l'avait rencontrée 9 fois chez les premières et 3 fois seulement chez les secondes. Mais les femmes mariées, surtout celles qui ont eu des enfants, sont grandement exposées à la métrite hémorrhagique, ou plutôt à l'engorgement utérin avec tendance aux hémorrhagies, affection dont les symptômes ressemblent énormément à ceux de la chloro-anémie que l'on rencontre dans la chlorose ménorrhagique. J'ai observé dernièrement cette forme de chlorose chez trois sujets, une jeune fille, une femme mariée sans enfants et une femme mariée qui avait accouché trois ou quatre ans auparavant, mais ne portait aucune lésion utérine. Dans ces trois cas, les symptômes de la maladie présentaient une certaine gravité à cause de la complication de la chlorose par l'anémie; mais il m'a semblé qu'en général, quand la chlorose est ménorrhagique, elle n'est pas très intense, et qu'on peut en avoir assez facilement raison par le perchlorure de fer, les douches froides et surtout le changement d'air. Le premier de ces moyens m'a suffi pour obtenir la guérison chez la jeune fille que je viens de vous mentionner; les douches froides intrus et extrà m'ont également réussi dans d'autres cas moins graves et moins accentués; le changement d'air avec séjour dans un pays montagneux, dans les Pyrénées pour l'une, dans la Suisse pour l'autre, a guéri mes deux malades mariées; quand je dis guéri, je ne parle que de l'état actuel, car le mal peut revenir quand il est d'origine constitutionnelle.

Au moins autant que la forme grave, la forme commune peut être modifiée par des prédominances, et même par des prédominances tellement accentuées que la plupart des symptômes s'effacent pour faire place à un seul.

Je vous signalerai en particulier la prédominance gastralgique, où l'on peut croire, lorsque la chlorose est légère, que la gastralgie est idiopathique. Notre numéro 1 de la salle Sainte-Catherine vous présente un de ces cas où le médecin qui ne veut pas hasarder ses diagnostics doit forcément rester dans le doute sur l'origine de la gastralgie.

La prédominance cardiaque avec palpitations, douleurs ou lipothymies, donne souvent à la malade et quelquefois au médecin l'idée qu'il s'agit d'une maladie du cœur; seulement, quand les phénomènes cardiaques ont une certaine intensité, il est rare que la chlorose ne se révèle pas par d'autres signes irrécusables.

La prédominance pulmonaire, où domine la toux, mais où l'on peut rencontrer aussi l'hémoptysie et, à plus forte raison, la dyspnée, ne présente, dans la forme commune, ni fièvres ni phénomènes cachectiques, mais elle éveille chez le praticien l'idée d'une tuberculisation commençante. C'est pour cette raison que je vous la signale spécialement.

La prédominance nerveuse est caractérisée surtout par des douleurs violentes, des névralgies opiniâtres. Il est parfois très-difficile, alors que les autres signes de la chlorose sont peu accentués, de reconnaître l'expression de cette maladie dans des névralgies trifaciales, affections que peuvent aussi produire le rhumatisme et l'hystérie.

Y aurait-il encore une prédominance mentale, une folie chlorotique? Je serais assez porté à le croire. J'ai observé un cas très-intense, qui, rapproché de quelques autres cas beaucoup plus légers, tendrait à me confirmer dans cette idée. La folie chlorotique serait caractérisée par des désirs capricieux, désirs énergiques appuyés sur une volonté ferme, qui la rendraient non pas dangereuse, mais insupportable aux personnes chargées de soigner la malade. La malade résiste énergiquement à ce qu'on lui propose et il faut à chaque instant soutenir des luttes opiniâtres pour l'empêcher d'accomplir ses bizarres projets. Cette vésanie porterait sur la volonté plutôt que sur l'intelligence ; d'ailleurs, mes opinions sur ce sujet ne sont doint définitives et je vous les exprime sous toutes réserves; mais la question vaut la peine d'être étudiée à fond par les hommes spéciaux.

Indépendamment de ces prédominances qui portent uniquement sur la fonction de tel ou tel appareil organique, les chloroses communes peuvent, d'après leur aspect général, c'est-à-dire d'après une modification qu'éprouvent à la fois toutes les fonctions de l'organisme, être divisées en deux catégories ; tantôt elles affectent la forme atonique, qui s'exprime par des phénomènes de faiblesse dans les divers appareils: dyspepsie, syncopes, dyspnée, torpeur morale et langueur physique, aménorrhée ; tantôt elles revèlent au contraire la forme que nous rencontrons le plus souvent chez les Marseillaises, la forme éréthique, qui engendre une foule de phénomènes pénibles ou douloureux : la gastralgie, la douleur précordiale et les palpitations violentes, la toux incessante, la dysménorrhée, les douleurs névralgiques et les bizarreries de caractère. Rappelez-vous de plus que la plupart de ces chloroses éréthiques offrent moins de pâleur et des signes physiques moins accentués que les chloroses atoniques. Aussi difficiles à supporter que délicates à traiter, elles ne font que trop souvent le tourment des malades et le désespoir des médecins.

V

Nous aborderons aujourd'hui une question fort délicate dans l'histoire de la chlorose. Il s'agit de la physiologie pathologique, que j'ai appelée le problème du savant, par opposition au diagnostic, au pronostic et au traitement, qui sont les problèmes du praticien. Dans le médecin, Messieurs, le praticien et le savant doivent se compléter l'un par l'autre ; s'il nous faut avant tout observer avec soin et sans subir l'influence des idées préconçues, nous ne devons pas, pour cela, renoncer à nous expliquer les phénomènes dont nous avons été témoins.

Nous allons donc chercher à saisir les liens qui, dans la chlorose, unissent entre eux les symptômes, les causes et les lésions, et, comme les lésions ont ici une action évidente sur la plupart des symptômes, nous étudierons :

1° Comment les causes de la chlorose produisent les lésions dans cette maladie ;

2° Comment les causes et les lésions déterminent les troubles fonctionnels et les signes physiques que nous observons dans la chlorose.

Je n'ai pas la prétention, Messieurs, d'avoir trouvé la solution définitive et complète de ce double problème, mais les explications que je vais vous donner pourront, je l'espère, vous guider dans vos recherches ultérieures sur ce sujet encore peu exploré.

La physiologie pathologique du trouble de l'hématose qui constitue la lésion de la chlorose est d'autant plus difficile à saisir que nos connaissances sont fort incomplètes sur la fonction hématosique elle-même.

A cette première difficulté s'en joint une autre avec laquelle ici, comme en toutes les circonstances où il s'agit d'une maladie essentielle ou primitive, nous devons grandement compter; c'est l'influence prédominante des prédispositions individuelles. Soumise avant tout aux prédispositions internes des êtres humains, la nosologie ne pourra jamais être parfaitement reproduite par la pathologie expérimentale, qui cherche à développer artificiellement chez les animaux les maladies par la seule action des causes extérieures. Ne croyez donc pas, Messieurs, que tous les organismes humains subissent également les influences délétères auxquelles ils sont exposés; ces influences ne sont que des prétextes qui permettent aux prédispositions de se changer en actes morbides. Voilà pourquoi la chlorose peut se manifester sans cause extérieure et par la seule force d'une prédisposition. Voilà pourquoi des conditions diverses dans leur nature et problablement dans leur mode intime d'action réussissent à la faire éclore. Voilà enfin pourquoi, deux sujets étant placés dans les mêmes conditions hygiéniques, l'un contractera une chlorose intense, l'autre sera atteint d'une maladie différente ou restera indemne de tout mal.

Limitée à la recherche du mode d'action des causes extérieures, la physiologie pathologique est encore une étude longue et complexe; ici, le but que l'on poursuit semble reculer à mesure que l'on avance, et plus on apprend mieux on constate l'étendue de ce qu'on ignore. Pour ce qui concerne la chlorose, une théorie qui aurait la prétention d'être complète serait une tentative prématurée ; se laisser guider par elle, ce serait méconnaître les difficultés du sujet et partant le sujet lui-même. Nous ne demanderons pas à la physiologie pathologique une doctrine qui nous dirige, ni même une simple règle de conduite pour notre pratique médicale, mais simplement une explication plus ou moins rationnelle des faits cliniques que nous observons.

Ces préliminaires posés, avec les réserves qui en découlent, examinons par quel mécanisme les causes extérieures de la chlorose favorisent la diminution des globules du sang.

Eh bien ! Messieurs, nous devons être tout d'abord frappés par deux enseignements corrélatifs. Si l'observation clinique nous a fait remarquer le rôle capital des conditions d'aération et d'habitation dans l'étiologie de la chlorose, la physiologie, de son côté, nous apprend le rôle immense de l'oxygène dans la formation des globules rouges du sang.

Les globules rouges, c'est-à-dire les éléments lésés dans la chlorose, naissent et vivent dans les vaisseaux, et l'oxygène que la respiration introduit dans le torrent circulatoire préside à leur formation. Voilà le grand fait physiologique qu'il vous faut retenir si vous voulez, je ne dirai pas précisément comprendre, personne encore n'en est là, mais entrevoir pourquoi les conditions d'aération dominent l'étiologie et le traitement de l'aglobulie.

Quand la rate, les ganglions lymphatiques, les glandes vasculaires et les tissus ont versé dans les canaux sanguins une quantité plus ou moins considérable de globules blancs ou leucocytes, ceux-ci ont encore une transformation à subir pour passer à l'état de globules rouges ou hématies. Cette transformation, c'est, suivant toute probabilité, l'oxygène qui l'opère.

Deux gaz se trouvent en quantité considérable dans le liquide sanguin ; ce sont : l'oxygène dont la proportion moyenne est de 28/100, et l'acide carbonique, dont la proportion s'élève à 64/100. L'oxygène est un principe actif, chargé d'une mission de toute importance dans l'hématose ; l'acide carbonique est en quelque sorte un produit excrémentitiel, un principe inutile dans les conditions ordinaires, et nuisible s'il s'accumule. Une grande fonction, l'acte respiratoire, et deux organes volumineux, les poumons, sont uniquement destinés à introduire dans le sang l'oxygène et à en éliminer l'acide carbonique.

Or, l'oxygène, une fois introduit dans le liquide sanguin, n'y reste pas à l'état de simple dissolution ; loin de là, il s'y combine, et savez-vous où il va se fixer? dans les globules rouges. En effet, tandis que dans le sérum le gaz qui domine c'est l'acide carbonique, qui s'y trouve simplement dissous, le gaz qui domine dans les globules c'est l'oxygène, qui s'y trouve à l'état de combinaison. La présence d'une certaine quantité d'oxygène est donc nécessaire à la constitution chimique, c'est-à-dire à l'existence même des globules rouges ; sans l'oxygène, les leucocytes ne peuvent devenir des hématies. Voilà ce qu'enseignent les recherches les plus récentes et en particulier les expériences de Lothar Meyer et de Ludwig. Il en résulte que tout ce qui s'oppose à l'introduction de l'oxygène dans le sang doit aider puissamment au développement de la lésion des chlorotiques, c'est-à-dire à l'aglobulie, et que les conditions d'aération et d'habitat doivent jouer un rôle considérable dans l'étiologie de cette maladie.

Celles de ces conditions que l'observation clinique nous a fait placer au premier rang sont le séjour dans les grandes villes et le séjour dans les lieux bas. Mais comment ces influences peuvent-elles agir sur l'oxygénation des globules? C'est ce que nous ne pouvons concevoir si nous ne savons comment se comporte l'acide carbonique dans l'économie.

On aurait tort, Messieurs, de voir, avec les théories anciennes, un rapport absolument nécessaire de cause à effet entre la quantité d'oxygène qui est absorbée et la quantité d'acide carbonique qui est éliminée dans la respiration, comme si l'élimination de l'acide carbonique était le résultat immédiat et direct de l'introduction de l'oxygène dans l'organisme. Depuis l'entrée de l'oxygène, qui est le premier phénomène d'une longue série d'actes organiques, jusqu'à la sortie de l'acide carbonique, qui en est le dernier, se succèdent bien des faits intermédiaires dont l'étude absorbera longtemps encore la sagacité des physiologistes. Toujours est-il qu'indépendamment des lois qui leur sont communes, l'introduction du premier de ces gaz et l'élimination du second sont soumises chacune à des lois particulières.

L'oxygène se trouvant en très-grande partie à l'état de combinaison dans les globules du sang, les changements qu'il subit sont surtout subordonnés à des lois chimiques ; l'acide carbonique se trouvant au contraire en majeure partie à l'état de dissolution dans le sérum, son entrée dans l'organisme et sa sortie sont presque uniquement réglées par des lois physiques. De cette différence résulte ce fait important que, tandis que l'introduction de l'oxygène dans l'économie n'est pas sensiblement modifiée par les changements survenus dans la pression extérieure et par conséquent par le séjour successif dans des lieux de différentes hauteurs, l'élimination de l'acide carbonique éprouve au contraire des modifications très-importantes suivant les changements subis par la pression extérieure. Si celle-ci est faible, c'est-à-dire si le lieu habité par le sujet est assez élevé, l'élimination de ce gaz sera beaucoup plus facile que si la pression barométrique est forte, c'est-à-dire si le sujet habite un pays plus ou moins bas. De sorte que l'habitation des lieux privés d'élévation n'augmente nullement la quantité d'oxygène qui pénètre dans l'économie et s'oppose sensiblement à la sortie de l'acide carbonique.

Cette tendance à l'accumulation d'acide carbonique dans le sang est également favorisée, au moyen d'un autre mécanisme, par le séjour dans des lieux où l'air est confiné. En effet, les gaz contenus dans l'air conservent, en pénétrant dans les poumons, les proportions qu'ils avaient dans l'atmosphère. Si l'air où le sujet respire contient beaucoup d'acide carbonique, l'acide carbonique pénétrera nécessairement en quantité plus considérable dans l'organisme. Le gaz acide carbonique a un poids spécifique considérable ; il n'est pas impossible que cette qualité favorise son accumulation chez les sujets qui habitent des lieux bas ; mais, ce qui est positif, c'est que les habitants des grandes villes vivent dans des milieux où la quantité de ce gaz dépasse les proportions moyennes. L'analyse chimique représente cette quantité par le chiffre de 32 dix-millièmes pour les villes et de 30 dix-millièmes pour les campagnes ; mais une différence même minime peut avoir une grande portée quand son action se prolonge ; de plus, il faut avant tout tenir compte de ce fait que les filles des grandes villes ne restent pas toute la journée dans les rues ; elles vivent dans les ateliers, les écoles et les boudoirs, où l'air est confiné ; ce qui change pour elles les conditions d'habitat, c'est beaucoup moins de vivre dans une grande ville que de ne pas vivre au grand air.

Jusqu'ici nous avons reconnu deux faits : d'un côté que l'action de l'oxygène est nécessaire pour la formation des globules rouges du sang ; d'autre part que les conditions d'aération où la chlorose aime à se développer n'entravent pas directement l'entrée de l'oxygène dans le torrent circulatoire, mais tendent à y accumuler l'acide carbonique. Mais le lien qui unit ces deux faits nous manque. Pour le saisir, il importe que l'on voie dans l'acide carbonique autre chose qu'un résidu tout à fait inoffensif des combustions organiques.

D'abord son accumulation dans le sang est un obstacle mécanique à l'introduction de l'oxygène dans ce liquide. En effet, l'oxygène, avant d'entrer par une combinaison chimique dans la constitution des globules, pénètre en nature dans le sang ; mais, si le sang est déjà plus ou moins chargé d'un autre gaz, il ne pourra recevoir qu'en proportion plus faible ce nouvel élément, d'autant mieux que l'acide carbonique, beaucoup plus soluble que l'oxygène, ne peut, dans le sérum, se laisser remplacer par lui. L'accumulation de l'acide carbonique dans le sang y doit donc nécessairement empêcher l'entrée de l'oxygène ; les échanges gazeux de la respiration sont, par le fait, fortement

entravés, comme tendent d'ailleurs à le prouver les expériences
de Cl. Bernard, de Lothar Meyer et de Muller. .

A cette action mécanique vient probablement aussi se joindre
une action chimique. Entre les globules et le sérum, qui sert de
véhicule à l'acide carbonique, s'opèrent de continuels échanges.
Si les expériences de Schoffer et de Haidenham ont permis de
reconnaître que les globules et l'oxygène qui les contiennent
possèdent la propriété de déplacer l'acide carbonique, d'autre
part les recherches de Cl. Bernard ont démontré que l'oxyde de
carbone, qui déplace l'oxygène de ses combinaisons avec les
éléments du sang, est pour les globules un puissant destructeur ;
or, il est impossible que, dans ces mouvements chimiques, il ne
se forme pas de l'oxyde de carbone ; de plus, cette action éner-
gique de l'acide carboneux permet d'élever des doutes sur l'in-
nocuité absolue de l'acide carbonique.

Bien que ces données ne soient pas toutes également positives, elles ne nous portent pas moins à conclure que c'est en
empêchant l'action de l'oxygène par l'accumulation de l'acide
carbonique dans le sang que l'habitation des grandes villes et le
séjour dans les lieux bas favorisent la chlorose. La physiologie
pathologique vient ainsi donner une consécration scientifique à
cette pratique basée sur l'expérience clinique, qui consiste à
envoyer les chlorotiques au grand air et à la montagne.

Mais, si le séjour dans les grandes villes et dans les lieux bas
paraît exercer une influence adjuvante sur le développement de
la chlorose, une influence d'un autre genre, qui prédispose beaucoup à cette maladie, c'est celle de l'adolescence unie à celle de
l'établissement du travail menstruel.

M. Sée a voulu présenter comme cause caractéristique de la
chlorose le développement de l'organisme ou le développement
d'un organe. C'est, à mon sens, une exagération. S'il en était
ainsi, la chlorose serait l'état normal des vingt-cinq premières
années de la vie ; on la rencontrerait plus communément dans
le sexe masculin, qui arrive, et quelquefois d'une manière assez

rapide, à un développement qu'est loin d'atteindre le sexe féminin ; enfin l'aptitude à la chlorose se mesurerait à la taille des
individus. Néanmoins cette loi trop absolue repose sur une observation fort juste. Dans une croissance rapide, les matériaux
du sang sont dépensés en plus forte proportion que d'habitude,
et, quand le sang ne se hâte pas de réparer ses pertes, comme
les globules mettent à se former plus de lenteur que les autres
matériaux, il se manifeste une anémie avec prédominance d'aglobulie, dont certains sujets offrent des signes plus ou moins
saillants.

Ce fait explique comment l'adolescence, sans produire par
elle-même l'aglobulie, peut cependant la favoriser.

Mais, chez la jeune fille, à cette cause prédisposante vient s'en
joindre une autre dont l'influence est bien plus active ; je veux
parler de la menstruation. On ne peut pas mettre ici l'aglobulie
sur le compte du développement des ovaires, c'est-à-dire des
dépenses nécessitées par leur activité nutritive. Le sexe masculin a des organes qui correspondent aux ovaires. Ces organes,
dont le développement se fait souvent d'une manière assez brusque au moment de la puberté, fonctionnent généralement d'une
façon beaucoup trop active et sont le siège de dépenses sécré-
toires fréquemment renouvelées. Cependant la chlorose ne peut
être admise chez les jeunes gens qu'à titre d'exception.

Dans la fonction menstruelle, il y a plus qu'un phénomène de
nutrition locale ; il y a plus que l'élimination d'un ovule accompagnée de congestion et d'hémorrhagie ; il y a une action générale sur la masse entière du sang. Chez la femme, pendant la vie
menstruelle, la proportion des globules, représentée par le chiffre
127, est normalement moins considérable que chez l'homme, où
elle est représentée par le chiffre 141 ; quand la vie menstruelle
cesse, les globules deviennent plus abondants. De plus, chez la
jeune fille, à partir de l'époque où la menstruation apparaît,
l'exhalation d'acide carbonique, d'après les recherches de MM.
Andral et Gavarret, reste stationnaire, tandis que dans le sexe

masculin elle augmente jusqu'à l'âge de trente ans. Ces deux faits concordent avec la loi posée par Christison, qui a établi que les globules rouges contenus dans le sang et l'acide carbonique expiré par le poumon varient toujours dans le même sens.

Nos connaissances, il faut l'avouer, ne vont pas plus loin. Si nous ne pouvons douter que l'établissement de la menstruation ne soit lié à une modification profonde qui s'opère dans l'hématose, si nous savons aussi que cette modification consiste dans un commencement d'aglobulie et dans une diminution relative de l'exhalation carbonique, nous ignorons complètement le rôle qui, dans ces circonstances, est réservé à la menstruation. Agit-elle comme influence morbigène ou au contraire comme remède? Diminue-t-elle la quantité des globules? ou bien remplit-elle le rôle d'une sécrétion excrémentitielle qui remédie au défaut d'exhalation d'acide carbonique?

La dernière hypothèse expliquerait ce fait clinique que la chlorose est assez souvent provoquée par des troubles menstruels et en particulier par l'aménorrhée; elle concorderait avec la théorie ancienne qui attribuait la chlorose à une suppression des purgations menstruelles, et avec la jeune théorie qui tend à donner une certaine importance, dans l'étiologie de la chlorose, à la rétention d'acide carbonique dans le sang.

Mais, quelque profit que je puisse tirer de cette hypothèse, elle n'est, je tiens à vous le répéter, qu'une pure hypothèse; rien ne prouve que la diminution relative dans l'exhalation d'acide carbonique chez les filles pubères tienne à une rétention plutôt qu'à un défaut de formation, qu'elle soit la cause plutôt que la conséquence de l'aglobulie. Mieux vaut avouer ici notre ignorance que bâtir des théories sans fondements solides. La physiologie nous enseigne qu'il existe un rapport intime entre la fonction menstruelle et la sanguification; dès lors nous pouvons concevoir que des troubles de la menstruation produisent quelques désordres dans l'hématose, et que, de leur côté, les désordres de l'hématose retentissent sur la menstruation. Mais n'allons pas plus loin;

sachons nous arrêter dans la voie des explications, jusqu'à ce que des notions nouvelles permettent d'élucider ces points encore obscurs.

Le problème devient plus difficile encore quand on cherche par quel mécanisme les causes morales et les influences qui portent sur le système nerveux arrivent à déterminer, en produisant la chlorose, une lésion du système sanguin, l'aglobulie.

Cependant la physiologie nous aide à soulever un des voiles qui couvrent ce mystère, quand elle nous déclare que, suivant toute probabilité, les globules rouges se forment ou s'achèvent dans le torrent circulatoire, et quand, d'un autre coté, elle nous montre le système vaso-moteur exerçant une influence immense sur les phénomènes de la circulation capillaire, dont les modifications doivent avoir nécessairement leur contre-coup sur le liquide sanguin lui-même. La physiologie tend aussi à établir que les glandes vasculaires, et la rate en particulier, jouent un certain rôle dans la formation des hématies, et nous savons aujourd'hui, par les belles recherches de Cl. Bernard, que les fonctions glandulaires sont grandement influencées par les filets nerveux. Nous savons de plus qu'il existe une loi de balancement qui fait que l'activité nerveuse ne peut se porter énergiquement sur plusieurs actes à la fois; il nous est donc possible d'entrevoir comment, chez des sujets dont ce système est absorbé par des travaux intellectuels ou par des préoccupations morales, il contribue d'une manière moins active aux fonctions de l'hématose. Ce n'est pas tout; si, comme l'a démontré Cl. Bernard, un travail musculaire exagéré provoque une dépense énorme de globules, je ne suis pas éloigné de croire, à l'exemple de M. Sée, qu'un surcroît de travail du côté du système nerveux provoque un surcroît de consommation de l'élément globulaire. L'activité fonctionnelle est accompagnée probablement dans les nerfs, comme elle l'est certainement dans les muscles, d'un mouvement très rapide de nutrition. Or, la nutrition d'un tissu, c'est la destruction des éléments du sang, et, dans cette destruction, les globules, qui possèdent des graisses phosphorées analogues à celles de la substance nerveuse, ne peuvent être épargnés. Alors, si, par une alimentation plus abondante aidée de bonnes digestions, le sang ne répare pas ses pertes, il reste nécessairement appauvri. Voilà l'explication que fournit la physiologie la plus moderne ; si elle manque d'une démonstration rigoureuse, elle a du moins le mérite de concorder parfaitement avec ce que la clinique nous enseigne en nous montrant la suractivité nerveuse suivie soit d'une augmentation de l'appétit et d'un besoin très vif de réparation, soit d'un amaigrissement rapide.

En résumé, si la physiologie pathologique ne peut nous donner encore des notions exactes sur les mécanismes divers par lesquels les causes de la chlorose facilitent la lésion de cette maladie ou la diminution des globules rouges du sang, elle nous fournit sur l'action de ces causes quelques explications qui satisfont notre raison pour le présent et nourrissent en nous l'espérance d'arriver dans l'avenir à des résultats plus précis.

Cherchons maintenant l'explication des signes rationnels de la chlorose :

Deux grands phénomènes, à peu près connexes, les dominent :

D'un côté, le trouble de l'hématose qui produit l'aglobulie et d'où résulte très souvent un arrêt manifeste dans les mouvements d'apport et de départ du système nutritif ;

D'autre part, le fait même de l'aglobulie et ses conséquences sur l'aspect général du corps et sur les fonctions des divers organes.

Quand la formation des globules est entravée, l'action de l'oxygène sur nos tissus est en partie supprimée, l'organisme n'use plus les matériaux destinés à ses combustions ; il s'ensuit que les matières grasses en particulier, dont le rôle est d'être réservées aux combustions organiques, ne sont plus consommées, qu'elles s'emmagasinent, et que la malade peut conserver son embonpoint, engraisser même, alors qu'elle ne mange presque pas.

Mais, d'un autre côté, les sécrétions, et en particulier celles qui sont excrémentitielles. l'urine et la bile, doivent être grandement modifiées dans leurs quantités et leurs qualités. Les globules ne se formant plus, l'organisme n'a presque plus à en détruire ; les résidus à éliminer deviennent beaucoup plus rares, ce qui explique la couleur limpide des urines et la constipation par arrêt de sécrétion intestinale et biliaire. Pour une raison analogue, c'est-à-dire faute de matériaux, d'autres sécrétions se tarissent, celles de l'estomac en particulier ; ce qui donne la clef de l'inappétence, de la dyspepsie des chlorotiques, de leur horreur pour la viande, fondée sur l'instinct qu'elles ont de la pauvreté de leur estomac en sucs digestifs, de leur goût très-prononcé, au contraire, pour les aliments âcres et forts, stimulants vigoureux des sécrétions stomacales.

En un mot, Messieurs, arrêt dans la formation des globules, et d'un côté conservation de l'embonpoint, d'autre part, diminution notable dans les sécrétions, tous ces phénomènes sont étroitement liés entre eux, leur corrélation est plus que légitime, elle est presque nécessaire ; elle explique ce fait en apparence extraordinaire, cette remarque, qu'on traiterait volontiers d'absurde si elle n'était vraie, que les chlorotiques peuvent être grasses presque sans manger.

Mais cet arrêt des fonctions nutritives ne saurait être indéfini ; tôt ou tard, la balance incline et l'équilibre se rompt. Alors, si c'est le mouvement d'apport qui domine ou qui reprend, les globules se forment de nouveau, l'élément adipeux, longtemps emmagasiné, se consume, la malade maigrit, mais ses forces renaissent, ses diverses sécrétions se régularisent, son estomac digère et son teint s'améliore. Si, au contraire, le mouvement d'apport reste faible, mais qu'il se déclare un mouvement rapide de départ ou de dénutrition, qui peut aller jusqu'à la fièvre hectique, alors la graisse est consumée d'une manière plus prompte encore, les sécrétions excrémentitielles, les urines en particulier, redeviennent abondantes et chargées, mais les forces s'en vont, et les facultés digestives sont encore plus profondément altérées.

Ainsi donc, ralentissement dans la vie nutritive, provenant d'un arrêt relatif dans la formation des globules rouges, et portant à la fois sur les mouvements d'apport et de départ ; voilà le processus que je crois le plus commun. Retour de ces deux ordres de mouvement, voilà la guérison de la chlorose ; retour du seul mouvement de départ ou de dénutrition, voilà la cachexie chlorotique.

Mais cette loi souffre des exceptions. Il est très probable que, dans un certain nombre de cas, la chlorose est produite par un défaut d'équilibre entre les mouvements de formation et de destruction des globules, avec prédominance de ce dernier ; on conçoit qu'alors l'embonpoint diminue et que les sécrétions continuent leur cours.

Examinons à son tour le fait même de l'aglobulie dans ses conséquences directes.

L'aglobulie se traduit à l'extérieur par la pâleur des téguments. Elle influe nécessairement sur diverses fonctions, et en particulier sur la circulation, où elle produit deux symptômes différents en apparence, mais forts voisins en réalité, l'irrégularité et la faiblesse. Du côté du cœur, qui manque de son excitant naturel, on observe les palpitations et les syncopes ; du côté des capillaires, c'est probablement parce que le même stimulant leur fait défaut qu'on observe des congestions anormales, et que les congestions physiologiques ne s'effectuent plus avec la même régularité. L'irrégularité de la fluxion menstruelle, provenant de ce que les capillaires ne trouvent plus dans les globules leur tonique naturel, voilà ce qui me paraît expliquer l'aménorrhée et les ménorrhagies de la chlorose, mieux que ne le fait le défaut de quantité et de plasticité du liquide sanguin.

L'aglobulie, en permettant le passage plus facile du sang à travers le système capillaire général, rend compte de la fréquence du pouls, dont la variabilité trouve sa raison d'être dans les caprices du cœur et des vaisseaux contractiles en même temps que dans un défaut de tension du système artériel, tenant à ce que la chlorose produit presque toujours un peu d'anémie générale; le sang, se trouvant à l'aise dans les voies circulatoires, les parcourt, par cela même, d'une manière moins régulière et moins uniforme.

Le défaut de globules, c'est-à-dire de ces éléments qui ont pour mission d'absorber l'oxygène de l'air, défaut qui se joint probablement, ainsi que je vous l'ai déjà dit, à une augmentation relative d'acide carbonique dans le sang, explique suffisamment la dyspnée des chlorotiqnes.

L'aglobulie donne aussi la clef de la faiblesse et de l'inertie musculaire qu'on observe chez les chlorotiques, puisque les muscles ont besoin d'un certain nombre de globules pour se nourrir et pour stimuler leurs contractions.

Quant aux troubles divers qui se passent du côté du système nerveux, faut-il les attribuer uniquement à la même cause? Faut-il rappeler ici le fameux aphorisme d'Hippocrate : *Sanguis moderator nervorum*, en expliquant ce qu'il y a de spécial dans les symptômes de la chlorose parce qu'il y a de spécial dans sa lésion? C'est assez probable ; mais je n'oserais affirmer que ces désordres qui ont dans la chlorose une si grande importance et qui peuvent s'y rencontrer dès le début, se manifestent sous l'influence exclusive de l'aglobulie; qu'ils sont uniquement secondaires, qu'ils ne sont jamais primitifs.

Quoi qu'il en soit de ce point et de quelques autres qui restent encore obscurs, vous voyez, Messieurs, que la physiologie pathologique peut expliquer ou faire concevoir un grand nombre de phénomènes que l'on observe dans la chlorose, et surtout qu'elle donne la raison de causes en apparence paradoxales et de symptômes au premier abord fort singuliers, que la clinique nous avait forcés d'attribuer à cette maladie. L'accord de l'observation clinique et de la physiologie pathologique est, pour l'une comme pour l'autre, la meilleure de toutes les sanctions.

Jusqu'ici nous avons expliqué l'action des causes de la chlorose et le mécanisme d'après lequel se produisent ses principaux signes rationnels. Il nous reste encore à chercher comment
on peut comprendre les signes physiques qui se présentent dans
cette maladie.

Les signes physiques sont les bruits divers que l'on trouve
dans le système cardiaco-vasculaire, et que l'on désigne sous le
nom commun de bruits de souffle.

Relativement à ces bruits, deux problèmes se présentent :
1° les conditions dans lesquelles ils se produisent ; 2° leur siége
précis.

Pour ce qui est des conditions dans lesquelles ils se produisent, il y en a trois principales qui sont actuellement connues :

1° Un état particulier du sang, consistant dans une diminution de densité, ou, pour mieux préciser, de viscosité ; ce qui a
été mis en évidence par les recherches de Bouillaud, de Beau,
de Williams et de Monneret.

2° Une certaine rapidité dans la circulation ; cette rapidité est
elle-même subordonnée à l'impulsion cardiaque, au défaut de
résistance des capillaires et à la fluidité du sang.

3° Une disposition particulière des parois, qui fait que le sang
passe d'une partie relativement étroite dans une partie plus large.

Or, dans la chlorose, l'on trouve un défaut très manifeste de
densité et de viscosité dans le sang ; c'est la raison apparente des
bruits vasculaires dans cette maladie, bruits qui, d'après les
recherches d'Andral, n'existent pas dans la diminution d'albumine et de fibrine, mais qui sont considérables dans la diminution des globules, lorsque ceux-ci sont descendus au-dessous de
80 ; en général leur intensité est en raison inverse du nombre
des globules. Il y a aussi, dans la chlorose, une assez grande
rapidité de la circulation tenant, non pas à un excès d'énergie de
l'impulsion cardiaque, mais à un défaut de viscosité dans le sang
et à un défaut de résistance de la part des capillaires. Aussi, de-
vons-nous, chez les chlorotiques, trouver des bruits de souffle

dans les points où existe la troisième condition, c'est-à-dire dans ceux où le sang passe d'une partie rétrécie dans une partie plus large. Ces points se rencontrent dans le cœur et dans les vaisseaux ; en les cherchant, nous abordons le second problème, celui qui est relatif au siège de ces bruits.

Dans le cœur, on s'accorde généralement à les placer à l'orifice aortique ; il y a pour cela une raison clinique : c'est qu'on les rencontre au premier temps et à la base ; il y a aussi deux raisons physiologiques : d'un côté, le ventricule gauche est la partie du cœur qui donne au sang la plus forte impulsion ; d'autre part, le système artériel présente un défaut de tension et partant un élargissement relatif. Ainsi donc, dans la chlorose, un souffle se produit à l'orifice aortique, parce qu'un sang moins dense est assez vivement poussé par le ventricule gauche dans un système artériel plus large qu'à l'état normal.

Une autre explication de ce bruit a été proposée par M. Parrot, qui l'attribue à une insuffisance relative de la tricuspide provenant d'une dilatation atonique du ventricule droit. Cette dernière théorie, qui est ingénieuse, mais qui manque de preuves, ne peut évidement s'appliquer qu'aux cas de chlorose très avancés, ayant produit un grand affaiblissement musculaire.

Des deux opinions qui sont ici en présence, la première demande, pour être admise, une certaine activité dans la circulation ; l'autre ne peut concorder, au contraire, qu'avec un degré sensible d'inertie cardiaque. Je crois que la première s'applique à la majorité des cas, mais je ne voudrais pas me prononcer d'une manière exclusive à cet égard.

Bien plus délicate est la question du siége des bruits vasculaires dans la chlorose. Proviennent-ils des artères ? proviennent-ils des veines ?

Pour qu'un bruit de souffle se produise, il faut, je vous l'ai déjà dit et je vous le répète à dessein, trois conditions principales : diminution dans la densité du sang, rapidité dans la circulation, étroitesse relative suivie d'élargissement du canal.

La première de ces conditions, la diminution de densité, se trouve, chez les chlorotiques, dans les artères aussi bien que dans les veines, et, comme elle joue probablement le rôle principal, elle permet de supposer que des bruits de souffle peuvent se produire dans ces deux ordres de vaisseaux.

La seconde de ces conditions, la rapidité de la circulation, manifeste chez la plupart des chlorotiques, est encore commune aux deux ordres de vaisseaux ; d'une manière absolue, elle est plus marquée dans les artères, et c'est un argument sérieux en faveur de l'opinion qui place les bruits de la chlorose dans ces vaisseaux.

Enfin, la troisième condition, l'alternative du rétrécissement et de l'élargissement du canal, ne se trouve normalement pas dans le système artériel, où elle peut être produite soit artificiellement par une forte pression du sthétoscope, soit accidentellement par une contraction spasmodique sur un point limité des parois vasculaires, ce qui n'est pas inadmissible, surtout dans la chlorose, où l'élément nerveux joue un rôle important, et pour la région du cou, dont les artères, d'après les recherches de M. Gimbert, sont douées de fibres musculaires très-développées ; mais ces contractions spasmodiques ne sont encore nullement démontrées. La troisième condition est au contraire très-accentuée dans les veines, en particulier dans la jugulaire interne, qui est plus étroite en haut qu'en bas, où se trouve ce que M. Cruveilhier appelle le golfe inférieur ; la jugulaire est d'ailleurs plus étroite que le tronc trachio-céphalique où elle se jette, et elle présente dans son trajet deux valvules qui déterminent des rétrécissements relatifs.

Ainsi donc, à ne tenir compte que des conditions physiques et anatomiques dans lesquelles les souffles circulatoires se produisent, nous trouvons que, sur trois conditions, la première, chez les chlorotiques, est la même dans les artères que dans les veines, la seconde est plus manifeste dans les artères ; la troisième enfin est problématique pour les artères, tandis que pour les veines, et en particulier pour celles du cou, elle est très-prononcée. Jusqu'ici nous ne voyons aucune raison péremptoire pour placer exclusivement les bruits de souffle dans l'un ou dans l'autre des deux ordres de vaisseaux; cependant, l'existence d'une condition importante et peut-être nécessaire n'est pas démontrée pour les artères.

Examinons maintenant, en nous basant surtout sur les données cliniques, les arguments spéciaux qui, chez les chlorotiques, militent pour ou contre le siége des bruits vasculaires soit dans les artères soit dans les veines.

Relativement à leur siége dans les artères, je ne vois, en me basant sur l'examen clinique, aucune raison pour l'admettre, j'en vois une grande pour le rejeter.

Cette grande raison, c'est la rareté relative et la faiblesse du bruit cardiaque dans la chlorose. Cependant, pour qu'un bruit de souffle se produise, il existe à l'orifice aortique des conditions qui ne se trouvent nulle part ailleurs dans le système artériel : voisinage très-prochain du centre d'impulsion, orifice relativement étroit suivi d'un espace beaucoup plus large, et, de plus, à cet orifice, saillies valvulaires susceptibles d'augmenter les vibrations ; voilà, sans doute, une situation unique. Dans un problème de physique médicale, il faut placer en première ligne les conditions physiques ; je n'admets donc pas la possibilité du souffle artériel dans la chlorose, sans souffle cardiaque manifeste.

Et si l'on songe que, quand ce souffle cardiaque existe dans la chlorose, il est assez court et surtout très-doux, on ne conçoit pas que des bruits artériels puissent être plus intenses et plus prolongés que ceux qui se passent à l'orifice aortique ; et cette seule raison suffirait à la rigueur pour placer en dehors du système artériel tous les bruits d'une certaine intensité et d'une certaine durée qui se passent dans les vaisseaux des chlorotiques.

S'il était démontré que les parois artérielles peuvent, sur un point limité, subir une contraction spasmodique assez forte pour y déterminer un rétrécissement, et assez fréquente ou assez durable pour que le médecin en retrouvât les effets dans la plupart de ses explorations, alors il serait rationnel de placer dans les artères l'origine d'un certain nombre des bruits de la chlorose; mais jusqu'alors les seuls bruits artériels à peu près incontestables dans cette maladie seront ceux que l'on obtient lorsqu'on appuie avec le sthétoscope de manière à produire un léger rétrécissement suivi d'une dilatation relative du vaisseau; bruits à début brusque et à courte durée, coïncidant toujours très-exactement avec la diastole artérielle, c'est-à-dire avec le pouls.

En faveur du siége des bruits chlorotiques dans les veines, les arguments abondent; mais, avant de les examiner, nous devons vider une question préalable.

Pour déterminer un bruit de souffle, les veines présentent-elles des conditions suffisantes de structure et de tension?

La structure des veines nous prouve qu'elles ont les parois très-minces, ce qui est une raison pour qu'elles vibrent plus facilement. Quant à la tension, il faut qu'elle existe, mais il n'est pas nécessaire qu'elle soit très-grande pour que les parois d'un canal participent à des vibrations. Or, cette tension modérée n'existe pas pour les jugulaires internes lorsque la tête est fléchie, cas où l'on n'entend au cou absolument aucun bruit vasculaire; elle se produit, au contraire, quand le cou est tendu et la tête légérement inclinée du côté opposé à celui où l'on ausculte; ce qui est précisément la condition dans laquelle on trouve les bruits vasculaires du cou chez les chlorotiques. Remarquons donc que ce qui augmente la tension des parois veineuses augmente ou produit les souffles; mais, comme les mêmes causes peuvent augmenter aussi la tension de l'artère voisine, la question préalable est jugée, l'objection est détruite, sans qu'aucune preuve suffisante ait été apportée en faveur du siége de ces bruits dans les veines.

Il est essentiel de noter l'instant précis où apparaissent, chez les chlorotiques, les bruits intermittents. Quand on peut parvenir à constater qu'ils se produisent non pas pendant mais immédiatement après le pouls, qu'ils coïncident non avec la diastole mais avec la systole artérielle, c'est-à-dire non pas avec l'instant où la circulation artérielle s'accélère, mais avec celui où elle se ralentit, on a une grande preuve en faveur du siége de ces souffles dans les veines; mais cette constatation est fort difficile et, partant, sujette à erreur. Quand on se trouve en présence d'un bruit continu avec redoublement modéré, se rapprochant par conséquent davantage du type de la circulation veineuse que de celui de la circulation artérielle, on a une forte présomption, mais une présomption seulement, en faveur du siége de ce bruit dans les veines.

Arrivons aux preuves importantes et réellement positives. Ce qui doit déterminer notre conviction, c'est l'influence sur les bruits chlorotiques des causes qui accélèrent ou ralentissent la circulation veineuse.

Une forte inspiration, qui appelle vivement le sang veineux dans la poitrine, et par conséquent donne un coup de fouet à la circulation dans les veines jugulaires en particulier, augmente ou rend sensibles les souffles des chlorotiques; au contraire, l'expiration, qui suspend l'afflux du sang veineux dans la poitrine, diminue ces bruits, et une expiration brusque, avec occlusion de la glotte, les arrête nécessairement. Ce fait, constaté par Donné, vérifié depuis par tous les observateurs, même par ceux qui, comme Beau, attribuent aux bruits vasculaires un siége artériel, me paraît une preuve péremptoire.

Ajoutons que la digestion, que l'exercice, en accélérant la circulation capillaire et partant la circulation veineuse, augmentent aussi ces bruits; mais n'accordons à cette raison qu'une mince valeur, attendu que les mêmes conditions accélèrent aussi la circulation artérielle. Ce qui est bien plus significatif, c'est l'influence de l'exercice local. Des bruits vasculaires ont été constatés chez quelques chlorotiques à la région crurale; or, un excellent moyen de les rendre plus évidents, c'est de faire contracter les muscles de la cuisse ; vous savez que les contractions vasculaires activent énormément la circulation veineuse.

Dans les vaisseaux du cou, il faut tenir grand compte de l'influence exercée par la position ; or, les souffles des chlorotiques s'entendent plus facilement dans la position verticale, où la circulation veineuse est facilitée, que dans la position horizontale, où elle ne l'est pas. On peut même suspendre complètement ces bruits en mettant la tête de la malade dans une position déclive, ainsi que l'a observé le premier mon cher maître M. Vernois.

Autre manière d'arrêter au cou la circulation veineuse : comprimez fortement avec le doigt au-dessus du sthétoscope, et vous couperez court aux bruits de souffle. Aran, le médecin qui a importé en France la théorie anglaise des bruits veineux, faisait de cette petite expérience un de ses principaux arguments.

Pour toutes ces raisons, Messieurs, j'incline à croire que la majorité des bruits qu'on entend chez les chlorotiques, ceux qu'on perçoit habituellement, se passent dans le système veineux.

Il nous reste encore examiner deux petites questions : l'une est relative au rhythme et à la durée des murmures vasculaires, l'autre est relative à leur timbre. Une opinion rendue classique par MM. Barth et Roger, est celle qui place dans les veines les bruits continus, et dans les artères les bruits intermittents et les redoublements qui se produisent dans les bruits continus.

L'analogie appuyée sur l'expérimentation physiologique permettrait plus encore ; elle permettrait de placer dans les artères non-seulement des bruits intermittents, mais encore des bruits continus avec redoublement. M. Marey a obtenu ces deux ordres de bruits par la compression artérielle.

Mais l'observation clinique, chez les chlorotiques, combat cette interprétation. En effet, chez la même malade, alors que n'existait aucun souffle cardiaque et que l'on pouvait, par conséquent, considérer comme fort peu probable l'existence des souffles artériels, n'avons-nous pas vu se produire successivement, et même se succéder d'une façon très rapide, les bruits intermittents simples, courts et prolongés, les bruits continus, les bruits continus avec redoublement, et, qui plus est, les bruits musicaux? Des observations analogues, assez souvent répétées, me portent à conclure que tous ces bruits ont, chez les chlorotiques, le même siége et la même nature ; ce n'est qu'une différence d'intensité qui les fait passer successivement de l'état intermittent à l'état continu, avec ou sans redoublement manifeste.

Nous arrivons enfin à la question du timbre. Les bruits musicaux des chlorotiques sont, chez elles, des bruits veineux par excellence. Le défaut d'épaisseur des parois veineuses explique comment la moindre différence dans la pression du sthétoscope ou dans la position de l'aponévrose cervicale et du muscle sterno mastoïdien, comment le moindre mouvement imprimé au cou, peut changer la tension de ces vaisseaux et modifier, faire paraître ou disparaître ces bruits musicaux. Ajoutons aussi à cette condition la présence, dans la veine jugulaire, de deux valvules qui, d'après les expériences de M. Chauveau, vibrent à la manière des anches membraneuses et jouent, dans la production des bruits musicaux, un rôle très important.

Si donc, en général, les souffles vasculaires peuvent se passer dans les artères aussi bien que dans les veines, les souffles que l'on observe chez les chlorotiques, quels que soient d'ailleurs leur rhythme et leur timbre, ont probablement leur siége habituel dans le système veineux.

VI

Nous terminons aujourd'hui l'étude de la chlorose par l'examen des trois problèmes qui appartiennent plus spécialement au praticien : le diagnostic, le pronostic et le traitement.

Occupons-nous d'abord du diagnostic :

La chlorose, envisagée dans sa forme commune, peut être con · fondue avec beaucoup de maladies qui présentent des phénomènes analogues, soit du côté du [système sanguin, soit du côté du système nerveux.

Parmi les états morbides du premier ordre, je vous citerai tout d'abord l'anémie. Dans notre premier entretien, afin de mieux limiter notre sujet, j'ai essayé de vous prouver que la chlorose n'est pas l'anémie, et je vous ai tracé le parallèle des deux affections, parallèle qui peut être considéré comme un diagnostic différentiel ; je n'y reviendrai donc pas aujourd'hui.

Mais, ce qu'il y a de singulier, c'est que la pléthore, oui Messieurs, la pléthore, peut être confondue avec la chlorose, et ce diagnostic n'est pas toujours facile , je vous prie de le croire.

Les deux affections se présentent souvent avec des caractères qui leur sont communs. La pléthore peut déterminer, comme la chlorose, un défaut d'appétit, un ralentissement des fonctions digestives, une lassitude générale, une profonde inertie, de la céphalalgie, des vertiges et des bourdonnements d'oreilles ; tous ces phénomènes existaient chez la paysanne dont je vous ai déjà raconté l'histoire, et qui m'apprit à la guérir par la saignée. De plus, et ceci est plus piquant, le pouls de la pléthore n'a pas d'ampleur, et le visage n'est rouge chez les pléthoriques qu'à condition que le système capillaire soit développé à cette région,

tandis que, chez certaines chlorotiques et chez certaines anémiques, dans ce qu'on a nommé *chlorosis fortiorum*, le pouls a
une amplitude considérable et le visage est souvent rubicond.

Serons-nous donc condamnés à confondre deux états morbides
si opposés? Non, Messieurs, rassurez-vous. Cette ampleur du
pouls et cette dilatation des capillaires ne prouvent ici qu'une
chose, un défaut de tension dans des vaisseaux devenus flasques
et qui se laissent facilement distendre par une ondée sanguine.
Mais ce pouls ample est fortement dépressible; il est fréquent;
il varie beaucoup sous l'influence des émotions et des mouvements; le pouls de la pléthore est, au contraire, concentré, mais
il est résistant et présente toujours une certaine lenteur. De
plus, si la peau du visage vous trompe, examinez les muqueuses, et, chez les chlorotiques seules, vous y trouverez de la pâleur. Ces signes-là vous suffiront. En cas de doute, vous auscul-
teriez les vaisseaux, vous interrogeriez aussi les fonctions menstruelles et le système nerveux. Tandis que, dans la chlorose, on
observe une langueur mêlée d'éréthisme et une tendance manifeste à l'insomnie ou à l'agitation dans le sommeil, ce qui domine
dans la pléthore, c'est l'engourdissement et la tendance au sommeil comateux.

Un autre état morbide caractérisé par une lésion du sang, la
leucocythémie, offre beaucoup de symptômes qui lui sont communs avec la chlorose : ce sont la pâleur du visage et la décoloration des muqueuses, les bruits de souffle cardiaques et vasculaires, la dyspnée, la tendance aux névralgies, l'affaiblissement
général. Mais la leucocythémie présente de plus des symptômes
qu'on ne rencontre ordinairement pas dans la chlorose : tendance
à des vomissements incessants, à de la diarrhée persistante, à
des hémorrhagies, à des hydropisies et à une cachexie complète.
Mais cette affection, qui sévit de préférence sur le sexe masculin,
manifeste une sorte de prédilection pour les sujets atteints d'intoxication paludéenne et s'accompagne d'une hypertrophie notable
de la rate ou des ganglions lymphatiques. D'ailleurs, en cas de

doute, l'examen microscopique du sang, en montrant que les globules blancs, au lieu d'être avec les globules rouges dans la proportion de 1 à 200 ou 300, sont dans la proportion de 1 à 4 ou 5, lèverait vite toute difficulté.

Je ne vous parlerai pas du diagnostic à établir entre la chlorose et les diverses cachexies; ce serait, sans motif suffisant, passer en revue une bonne partie de la pathologie. Mais je dois vous signaler, comme pouvant être particulièrement confondue avec le chlorose, l'anémie qui, chez des jeunes filles, succède à une intoxication paludéenne, sans accès fébriles concomitants. La ressemblance est parfois frappante, ainsi que j'ai pu le constater chez plusieurs jeunes filles de Berre; cependant on a pour se guider, indépendamment des commémoratifs, une douleur dans le côté gauche, à la région splénique, avec un engorgement de la rate parfaitement appréciable à la percussion. Du reste, le traitement est à peu près le même dans les deux cas. Ces jeunes filles anémiées par le miasme paludéen ont besoin de fer, d'hydrothérapie et d'un changement d'air.

Mais voici un diagnostic plus important, à cause des indications thérapeutiques qui en découlent; je veux parler de l'état général qui précède parfois l'apparition des accidents secondaires de la syphilis, et qui est caractérisé par de la pâleur, un sentiment de lassitude, quelques phénomènes nerveux, des névralgies principalement. Ces jours derniers, je fus consulté par une veuve dont le facies était pâle, qui se plaignait d'une faiblesse générale et surtout d'une douleur violente au côté droit du front, revenant tous les soirs à dix heures et durant toute la nuit. Je pensai tout d'abord à une influence chlorotique et j'allais, entre autres médicaments, administrer du fer; mais auparavant, portant mes questions sur l'état des organes sexuels, j'appris que cette dame avait eu récemment un peu de leucorrhée qui avait déterminé, disait-elle, une petite écorchure; je voulus voir cette écorchure et je découvris que cette veuve inconsolable portait un beau chancre induré. Le sulfate de quinine prescrit à haute dose pendant deux jours, ne modifia en rien la douleur nocturne, et je viens d'instituer un traitement mercuriel. Melchior Robert, dans des cas analogues, donna sans succès du sulfate de quinine pendant neuf jours de suite, et réussit parfaitement par un traitement spécifique.

Une maladie qui produit, comme la chlorose, des troubles divers du système nerveux, et qui d'ailleurs la complique souvent, est parfois assez difficile à distinguer de la chlorose elle-même ; je veux parler de l'hystérie. Il y a là un certain nombre de phénomènes qui peuvent être communs : les céphalalgries, les névralgies diverses, et, par contre, les analgésies, des désordres intellectuels, des troubles dans les fonctions menstruelles, des palpitations du cœur et même des bruits de souffle dans le système cardiaco-vasculaire. Quand à ces derniers, je ne me sens pas parfaitement convaincu qu'ils se rencontrent dans l'hystérie sans complication de chlorose, bien qu'à la rigueur on puisse les expliquer par des contractions spasmodiques du cœur lançant violemment des ondées sanguines, et par des spasmes des fibres musculaires des vaisseaux, produisant sur le trajet de ces canaux des rétrécissements relatifs.

Mais ne tenons pas compte de ces doutes. Vous reconnaîtrez la chlorose à la pâleur du visage et surtout à la décoloration des muqueuses, signe infaillible, retenez-le bien ; vous reconnaîtrez l'hystérie à l'existence d'attaques convulsives précédées de la sensation d'une boule montant de l'estomac ou de l'abdomen à la partie supérieure du cou, boule et attaque qui constituent de leur côté un signe à mes yeux infaillible ; je dis à mes yeux, parce que des médecins éminents ont cru devoir placer sous l'influence d'un état purement chlorotique ce qu'ils appellent des phénomènes hystériformes.

Dans les cas où ces caractères différentiels font défaut, vous remarquerez que les palpitations du cœur et la dyspnée surviennent chez les hystériques par accès irréguliers et obéissent surtout à des influences morales ; que les palpitations du cœur et

surtout la dyspnée des chlorotiques sont beaucoup plus perma-
nentes et se développent presque nécessairement par l'action de
certaines causes physiques, telles que l'ascension d'un escalier ;
que la gastralgie et surtout le pica sont des affections plus particulières aux chlorotiques qu'aux hystériques ; que les urines
des chlorotiques sont ordinairement limpides, quand il n'y a ni
fièvre ni amaigrissement, tandis que celles des hystériques sont
limpides seulement à la suite d'une attaque consulsive ou d'un
accès de douleur; que les troubles moraux des chlorotiques portent surtout sur les caprices de la volonté, consistent en désirs
persévérants et en résistances opiniâtres, tandis que les hystériques sont beaucoup plus mobiles dans leurs idées, que leurs
troubles moraux portent surtout sur l'imagination, qu'elles sont
infiniment plus sujettes aux hallucinations et aux rêveries. La
chlorotique est généralement disposée à la tristesse ; elle est
sombre et taciturne; les hystériques ont un caractère léger; elles
rient, elles pleurent, elles bavardent, elles s'enthousiasment, elles
s'effrayent, presque sans motifs. Enfin, la chlorose ne produit
sur le système musculaire qu'un sentiment de lassitude et de
faiblesse ; l'hystérie détermine des spasmes, et, ce qui est très-
important au point de vue du diagnostic différentiel, de fréquentes paralysies.

Si vous appréciez ces nuances, parfois un peu délicates, je
crois que vous pourrez distinguer la chlorose et l'hystérie alors
même qu'elles se trouvent réunies chez le même sujet, ce qui
arrive souvent, mais non pas toujours. J'ai rencontré de beaux
exemples d'hystérie chez des filles réellement sanguines, et je
conçois que, dans les campagnes, les praticiens emploient avec
avantage la saignée dans quelques cas d'hystérie.

Nous avons établi le diagnostic de la chlorose en général ;
mais chacune des prédominances de cette affection peut être
confondue avec une maladie déterminée.

La prédominance cardiaque, caractérisée par les bruits anormaux du cœur et les palpitations, simule les maladies organi-

ques du cœur, et ce diagnostic peut devenir fort difficile, surtout à cause de la pâleur que présente parfois le visage dans les
affections cardiaques. On sait bien que, dans la chlorose, le
souffle a lieu au premier temps et qu'il est doux ; que le souffle
du rétrécissement aortique, perçu au même temps et au même
point, c'est-à-dire à la base, peut présenter une certaine dureté;
mais cette différence, qui n'est pas constante, ne suffit pas. Plus
importante est la distinction basée sur l'état du pouls, qui est
petit, qui a une ligne d'ascension lente dans le rétrécissement,
tandis que, dans les chloroses qui produisent du bruit cardiaque,
il est ample et dépressible. Mais, dans la chlorose, le diagnostic
est surtout éclairé par les bruits vasculaires qui dominent la
scène ; puis l'âge de la malade, les circonstances étiologiques
et l'ensemble des symptômes achèveront de lever tous les
doutes. On ne peut se tromper que dans le cas où l'affection
cardiaque complique la chlorose, exception rare dont Stokes a
rapporté deux exemples ; alors, s'il est assez facile de reconnaître
la chlorose, il est, par contre, impossible de diagnostiquer
l'affection cardiaque, tant que n'ont pas apparu les phénomènes généraux de l'asystolie.

La prédominance de la toux peut, dans les formes communes
et surtout dans les formes graves, faire confondre la chlorose
avec la phthisie. Vous vous souvenez de ces cas de chlorose où
l'on trouve de la fièvre hectique, de la consomption, une toux
fatigante avec sueurs et hémoptysies ; mais une auscultation
complète doit lever tous les doutes en montrant dans cette maladie, l'absence de tout bruit anormal dans les voies respiratoires
coexistant avec des bruits vasculaires très-nettement accentués.

La prédominance nerveuse peut être confondue dans quelques cas avec l'hystérie, dans d'autres avec des névroses et surtout avec des névralgies essentielles ou sans cause connue, telles
que les gastralgies ou des névralgies trifaciales. Lorsqu'une névralgie se présente chez une jeune fille ou chez une jeune femme,
on doit toujours rechercher si elle n'offre pas d'autres symptô-

mes qui puissent être rapportés à la chlorose, afin d'obtenir ou de compléter la guérison par l'emploi du fer.

La prédominance utérine enfin, avec l'aménorrhée, les monorrhagies, les dysménorrhées qu'elle peut produire, offre, suivant la forme qu'elle affecte, une certaine ressemblance avec la plupart de maladies de l'utérus. Cependant, on n'y trouve pas longtemps à un degré aussi prononcé les douleurs lombaires, les douleurs hypogastriques, la sensation d'un poids pendant la marche, la miction pénible et fréquente, la leucorrhée persistante, épaisse, odorante, continuant dans l'intervalle de menstrues qui ont été suffisantes. Avec de l'habitude, vous parviendrez aussi à distinguer du facies chlorotique le facies utérin, qui est pâle, mais surtout amaigri, qui exprime la fatigue, dont les traits sont tirés et les yeux bordés d'un cercle noir, que l'on reconnaît d'ailleurs beaucoup plus facilement qu'on ne le dépeint. Lorsqu'un doute s'élève encore dans l'esprit du médecin, et qu'il s'agit d'une femme mariée, on doit demander l'examen de l'organe soupçonné de maladie. Chez la jeune fille, on n'a qu'une ressource : observer avec le plus grand soin si les effets de la chlorose ne se font pas sentir ailleurs que sur l'utérus.

J'en ai fini, Messieurs, avec les points essentiels du diagnostic. Je passe maintenant au pronostic. Sur ce chapitre je pourrai être très bref et presque aphoristique, le pronostic devant être rigoureusement réduit de ce que vous connaissez déjà sur les causes, les symptômes et l'évolution de la chlorose.

La chlorose accidentelle a beaucoup plus de chance de disparaître rapidement que la chlorose spontanée.

On améliore souvent, mais il est rare qu'on guérisse à jamais la chlorose constitutionnelle avec antécédents héréditaires.

C'est bon signe quand une chlorotique reprend de la fraîcheur au visage ; c'est un signe meilleur et plus sûr quand ses muqueuses recouvrent leur teinte rosée.

C'est bon signe quand l'appétit d'une chlorotique se régularise, qu'elle mange de la viande sans répugnance et ne recherche pas les mets âcres et stimulants; quand aussi, chez elle, la constipation disparaît.

L'embonpoint chez une chlorotique, avec manque d'appétit et limpidité des urines, est plus grave que la maigreur avec conservation de l'appétit et état naturel des urines ; indice important d'une chlorose confirmée, il est cependant beaucoup moins fâcheux que l'amaigrissement avec fièvre, indice certain d'une cachexie chlorotique.

Les palpitations fréquentes et surtout les lipothymies répétées annoncent une chlorose intense et qui, dans des cas exceptionnels, peut entraîner la mort subite.

La lenteur et la résistance du pouls dans la chlorose sont des signes de grande amélioration ; la fréquence, la dépressibilité et la variabilité du pouls indiquent au contraire une chlorose avancée.

Les souffles cardiaques sont les indices d'une certaine gravité dans la chlorose, surtout quand ils répondent à une impulsion modérée du cœur.

L'intensité et la durée des bruits vasculaires, la facilité avec laquelle ils se produisent, sont en raison directe de la gravité de la chlorose.

La toux fatigante, suivie ou non d'hémoptysie, et sans fièvre, n'est pas un mauvais indice dans la chlorose. Cette même toux, avec sueurs profuses, rougeur des pommettes, fièvre à type rémittent et amaigrissement rapide, annonce que la maladie est très grave, mais non pas qu'elle dégénère en tuberculisation.

La paresse morale et physique, la tristesse, les névralgies opiniâtres, indiquent en général une chlorose intense.

L'aménorrhée, surtout sans aucune apparence de molimen menstruel, annonce un degré plus avancé dans cette maladie que les ménorrhagies, même celles qui compliquent la chlorose d'une forte anémie.

Le retour du sang menstruel à une coloration foncée annonce, dans la chlorose, une guérison prochaine ou une grande amélioration.

Dans la maladie qui nous occupe, le traitement se compose de deux éléments :

Les moyens de l'hygiène physique et morale, dont l'emploi repose sur l'étude des causes.

Les moyens purement médicaux, qui s'adressent surtout aux symptômes et aux lésions.

Bien que nous possédions pour la chlorose un bon médicament, le fer, j'ai, sur ce point spécial de thérapeutique, infiniment plus de confiance aux ressources de l'hygiène qu'aux agents de la pharmacie.

Les règles d'hygiène physique à faire observer aux chlorotiques sont relatives à la nourriture qu'elles doivent prendre et à l'air qu'il leur faut respirer.

Pour la nourriture, vous savez quelle insistance on met généralement à préconiser d'une façon presque exclusive l'usage quotidien et pour ainsi dire permanent des viandes rôties. Je suis un de ceux qui ont le plus usé et peut-être le plus abusé de cette prescription ; j'ai fait prendre à mes chlorotiques des quantités énormes de viande rôtie, et, quand elles s'y sont soumises, des séries interminables de tasses de jus de viande. Eh bien ! Messieurs, je dois l'avouer, cette alimentation, très rarement tolérée, m'a donné fort peu de résultats. Pour la plupart des malades, c'est un moyen de les plonger dans l'inappétence absolue, et celles qui ont l'héroïsme de surmonter leur répugnance et de persévérer en obtiennent bien rarement des avantages importants. J'en suis venu à recommander une nourriture très variée, bien que toujours substantielle, composée à la fois d'éléments azotés, de substances analysées et de matières grasses, s'adressant par conséquent, non pas à un seul des sucs digestifs, mais à tous les sucs digestifs à la fois; et de plus, je tolère, je permets et parfois je conseille, l'usage aux repas, mais aux repas seulement, d'un peu de moutarde ou de quelques condiments, pour appeler l'appétit et stimuler les sécrétions gastriques.

Le point capital dans le traitement hygiénique de la chlorose, ce n'est pas la nourriture, c'est l'habitat, ce n'est pas l'aliment, c'est l'air. Il est à désirer que les chlorotiques couchent dans des chambres spacieuses ; elles doivent, dès qu'elles le peuvent, fuir nos grandes villes, et Marseille en particulier ; il faut qu'elles aillent, je ne dirai pas à la campagne, mais à la montagne. Le séjour à la campagne dans un pays de plaine, dans un pays bas, produit peu de résultats, j'ai pu m'en convaincre par l'expérience. Vous voyez un grand nombre de filles des Basses-Alpes et de certains cantons de la Suisse qui viennent dans notre ville perdre leurs couleurs fraîches et souvent rubicondes ; il faut que nos chlorotiques fassent précisément l'inverse ; qu'elles aillent vivre de la vie des champs sur des côteaux de 400 à 1,000 mètres au-dessus du niveau de la mer. Quelques stations d'eaux ferrugineuses, placées dans ces conditions, pourraient être installées de manière à y retenir les chlorotiques, que l'on traiterait beaucoup par l'air, un peu par l'eau minérale, le régime et l'hydrothérapie. Et comme nous devons penser non pas uniquement aux classes riches, mais aussi aux classes pauvres, je voudrais que les établissements de ces stations n'employassent guère à leur service que des filles chlorotiques qui viendraient y chercher, elles aussi, leur guérison. Je désirerais de plus que l'assistance publique créât dans de bonnes conditions des fermes-modèles où l'on enverrait les chlorotiques des grandes villes en même temps que les enfants abandonnés. Je souhaiterais tout au moins que les pauvres filles atteintes de chlorose invétérée, qui traînent dans nos villes une existence maladive et malheureuses, fussent placées, par les soins de l'administration, dans des fermes où elles trouveraient les conditions hygiéniques qui leur conviennent.

Comme traitement d'hygiène morale, ce que nous devons faire, nous autres médecins, c'est de réagir contre le système d'éducation qui actuellement sévit sur les jeunes filles. Conseillez, et, si vous le pouvez, ordonnez qu'on alterne avec le plus geand soin, chez elles, les exercices du corps, tels que la pro-

menade et la gymnastique, avec les travaux de l'esprit; prescri-
vez surtout avec la plus vive insistance, accompagnée, s'il le
faut, de menaces, le repos intellectuel après le repas. Si, à ce
moment, on détourne l'activité nerveuse des fonctions nutritives pour la porter ailleurs, la jeune fille, soyez-en certains, sera
bientôt en pleine chlorose. Le mal une fois déclaré, la cessation
absolue de toute fatigue intellectuelle devient une nécessité ; on
doit s'ingénier à trouver à la jeune malade toutes sortes de distractions, et c'est alors que les voyages ont une grande utilité
en procurant des plaisirs variés en même temps que le changement d'air.

Je ne vous décrirai pas en détail le traitement médical de la
chlorose. Vous trouverez dans vos auteurs, et en particulier
dans le consciencieux ouvrage de M. Nonat, des renseignements
nombreux et complets à cet endroit. Le temps nous presse et je
ne puis que vous indiquer les points auxquels mon expérience
personnelle me fait accorder la plus grande importance.

Deux grands moyens dominent le traitement médical de la
chlorose : ce sont le fer et l'hydrothérapie.

Que le fer ait une action chimique ou une action dynamique,
peu m'importe. C'est un bon remède, mais ce n'est malheureu-
sement pas un spécifique. Il est des chloroses que cet agent
guérit avec une rapidité merveilleuse; il en est d'autres qui résistent indéfiniment à son emploi. Pourquoi? Je n'en sais rien ;
c'est un problème qui m'intrigue et dont je n'entrevois pas la
solution. En général les jeunes filles à fibre molle, qui sont
très-pâles et qui conservent un certain embonpoint, qui ont des
lipothymies assez fréquentes et presque jamais de congestions,
qui sont aménorrhéiques, chez qui dominent la faiblesse et l'ato-
nie, se trouvent fort bien de l'emploi du fer. Celles, au contraire,
à fibre plus ferme, au teint moins pâle, qui n'ont pas d'embonpoint, qui se plaignent de douleurs cardiaques, mais non de
lipothymies, qui ont assez souvent des congestions soit au visage soit ailleurs, qui sont secouées par une toux fatigante, qui

ont de la tendance à la dysménorrhée, chez qui l'on constate fréquemment des névralgies et des phénomènes d'éréthisme nerveux, éprouvent peu de bien et parfois du mal de l'usage des ferrugineux.

Parmi les symptômes, celui qui me paraît réclamer le plus impérieusement le fer, c'est l'aménorrhée; il n'y a pas d'emménagogue au monde qui vaille la médication chalybée. La tendance aux lipothymies et la pâleur exigent aussi son emploi, qui, par contre, n'est pas toujours sans inconvénients quand existent chez les chlorotiques des palpitations violentes, des gastralgies et de la toux. Quand il y a des palpitations, je l'essaye à très petite dose et surtout sous forme de carbonates. Quand il y des gastralgies, je n'en permets l'usage qu'au moment du repas. Quand il y a une toux persistante, je le suspends.

On voit d'ailleurs des malades dont le tube digestif ne peut supporter le fer. Dès qu'elles en prennent, il se produit de la gastralgie ou de la diarrhée, ou même, si l'organisme entier se révolte, de la céphalalgie et de la fièvre. Dans ce cas, nous devons varier les préparations; mais si on parvient à trouver une formule pharmaceutique ou, ce qui est moins rare, une eau minérale qui soit tolérée, pour ma part je doute qu'on obtienne alors des résultats importants de l'emploi du fer.

Dans d'autres cas, au contraire, l'organisme a pour la médication chalybée une tolérance absolue; mais il faut doubler et même tripler les doses ordinaires pour obtenir des résultats évidents.

Il est encore une circonstance où cette médication doit être continuée avec soin; c'est lorsque la chlorotique devient enceinte. Alors administrer du fer, c'est prévenir des avortements fréquemments mortels.

Après le fer, le meilleur remède c'est l'hydrothérapie. Bien maniée, je crois que son emploi peut s'appliquer à tous les cas; mais je l'essaie surtout, faute de mieux, dans ces formes éréthiques qui résistent au fer et qui sont de beaucoup les plus

difficiles à traiter. Ce sont les cas où, dans les premiers temps
de son application, l'on a besoin des précautions les plus minu-
tieuses ; mais, lorsque la malade a résisté aux orages du début ;
lorsqu'on a soin, j'insiste sur ce point qui est une nécessité, de
suspendre par intervalles la médication et de la remplacer même
au besoin pendant quelque temps par des bains à peine tièdes et
très-courts, le plus souvent la nutrition se ranime, la circulation
se régularise, le système nerveux retrouve à la fois le calme et
la force.

Certains symptômes réclament un traitement spécial. Les
douleurs doivent être directement attaquées par des injections
hypodermiques ou par des mouches de Milan pansées avec de la
morphine. Quand les dysménorrhées sont violentes, si les lave-
ments laudanisés ne produisent pas de calme et provoquent des
vomissements, je réussis assez bien à soulager la malade par des
bains d'eau tiède prolongés pendant plusieurs heures, avec
application de compresses froides sur la tête, pour éviter les
congestions qui tendent à se manifester pendant le bain, du côté
du visage et de l'encéphale; contre les palpitations, je ne connais d'autres pulliatifs que l'éther, et, par exception, l'alcool à
faible dose. Contre la toux opiniâtre, j'ai essayé tous les médicaments, je n'en ai vu réussir aucun, mais le changement d'air
est souverain.

Quand il y a de la maigreur sans appétit, que la constipation
est remplacée par un peu de tendance à la diarrhée, que de
temps en temps un petit mouvement fébrile se manifeste, que
le travail de dénutrition s'accentue, qu'une cachexie chlorotique se prépare et que le fer a échoué, j'essaie l'arsenic, qui m'a
donné jusqu'ici des résultats non pas merveilleux mais assez
utiles. Dans les cas beaucoup moins avancés, quand il s'agit de
réveiller l'activité digestive, de combattre la dilatation passive
de l'estomac après le repas et de vaincre la constipation, je me
suis parfois assez bien trouvé de la noix vomique associée à la
rhubarbe.

Enfin, de tous les symptômes, celui qui mérite le plus un traitement direct, c'est l'aménorrhée, qui, d'effet qu'elle était, peut devenir cause d'aggravation du mal. Dans la chlorose avancée, il est sans importance et d'ailleurs complètement inutile de traiter l'aménorrhée; tous les moyens échouent ; mais lorsque la maladie est améliorée, et surtout lorsqu'elle débute, principalement chez les grosses filles qui nous arrivent de la montagne, il est bon de rappeler le flux menstruel par les sinapismes, par l'apiol, par les bains de siége aromatiques et très-chauds, et, quand tous ces moyens échouent, je ne crains pas d'appliquer, à l'exemple de M. Trousseau, deux sangsues de chaque côté à la partie interne de la cuisse, un peu au-dessus du genou. Alors, si les règles apparaissent et surtout si elles sont colorées, on peut considérer la chlorose comme enrayée ou comme guérie.

Ici se termine, Messieurs, ce que je voulais vous dire de cette maladie si intéressante et si commune qu'on nomme la chlorose. Permettez-moi d'espérer que les études auxquelles nous nous sommes livrés ensemble sur cet important sujet vous guideront dans votre pratique médicale et vous seront utiles.

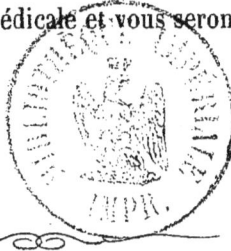

Marseille. — Typ. et Lith. Arnaud, Cayer et Cᵉ, rue Saint-Ferréol, 57.

www.ingramcontent.com/pod-product-compliance
Lightning Source LLC
Chambersburg PA
CBHW030926220326
41521CB00039B/981